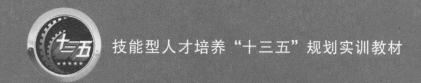

技能型人才培养"十三五"规划实训教材

药物学基础
实训指导

主　编　李翠琼　吕　颖

副主编　农玉海　何承宁　黄瑰丽　黄中天
　　　　谢慧鹏

编　者（按姓氏笔画排序）

　　　　龙昶文　吕　颖　农玉海　李　金

　　　　李美册　李翠琼　何承宁　黄中天

　　　　黄艳珍　黄瑰丽　谢慧鹏

U0229951

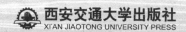

西安交通大学出版社
XI'AN JIAOTONG UNIVERSITY PRESS

图书在版编目(CIP)数据

药物学基础实训指导/李翠琼,吕颖主编. —西安:西安交
通大学出版社,2017.8
技能型人才培养"十三五"规划实训教材
ISBN 978-7-5693-0016-1

Ⅰ. ①药… Ⅱ. ①李… ②吕… Ⅲ. ①药物学 Ⅳ. ①R9

中国版本图书馆 CIP 数据核字(2017)第 203036 号

书　　名	药物学基础实训指导
主　　编	李翠琼　吕　颖
责任编辑	问媛媛
出版发行	西安交通大学出版社
	(西安市兴庆南路 10 号　邮政编码 710049)
网　　址	http://www.xjtupress.com
电　　话	(029)82668357　82667874(发行中心)
	(029)82668315(总编办)
传　　真	(029)82668280
印　　刷	陕西宝石兰印务有限责任公司
开　　本	787mm×1092mm　1/16　　印张　5.5　　字数　125 千字
版次印次	2018 年 8 月第 1 版　　2018 年 8 月第 1 次印刷
书　　号	ISBN 978-7-5693-0016-1
定　　价	18.00 元

FOREWORD
前　言

　　《药物学基础》是护理和助产专业一门重要的医学基础学科,实践教学是本学科极为重要的组成部分,通过实验和实训课的学习,不仅使学生了解和掌握基本的药理学实验和实训方法,验证药物学的基本理论知识,加深对药物学理论知识的理解,更重要的是可以培养学生的动手操作能力、创新思维能力、科学研究能力等,提高学生分析问题、解决问题的能力和用药指导能力,从而促进学生综合能力的提高。为此,我们编写了《药物学基础实训指导》。

　　结合学校《药物学基础》教学内容和实训学时的安排,《药物学基础实训指导》内容包括:药理学实训须知、十八个常用的药物学基础实验和实训,每学期可根据实训条件安排或调整实训内容进行授课。

　　此书的编写得到西安交通大学出版社的大力支持,咸阳职业技术学院赵小义老师在百忙中的审阅,在此表示衷心感谢。

　　由于编写时间紧迫和编者水平有限,虽经反复审阅、校正,但疏漏、不妥之处在所难免,恳请各位读者在使用过程中提出宝贵意见,以便修改和完善。

编　者

2018 年 5 月

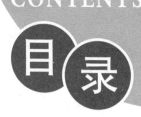

CONTENTS

目录

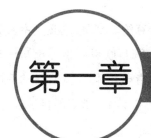

第一章 药物学实验(实训)须知

一、药物学实验(实训)课的目的

实践是检验真理的唯一标准。药物学实训是药物学的基本实践,是药物学基础教学的一个重要组成部分,其目的如下:

(1)验证已学过的理论知识,巩固、加深对理论知识的理解和记忆。

(2)学习并了解研究药物作用的基本科研方法,体验科学研究的基本程序。

(3)培养学生理论联系实际的思维方法;培养观察、分析和解决问题的能力;培养学生动手操作、语言表达、科研论文书写等综合能力;培养学生对科学工作的严谨态度、严密的方法、实事求是的工作作风及团队协作精神,以便为今后进行科学研究奠定良好的基础。

二、实验(实训)课要求

药物学实验(实训)课包括实验(实训)操作、实验(实训)结果的整理、实验(实训)评价、书写实验(实训)报告等几个环节。为提高实验(实训)效果,达到实验(实训)课的教学目的,要求如下:

1. 实验(实训)前

(1)认真预习实验(实训)教程,了解本次实验(实训)的目的、方法和操作步骤,注意实验(实训)的操作要领和要求。

(2)结合实验(实训)内容复习相关的理论知识,充分理解实验(实训)原理。

(3)预测实验(实训)结果,对预测结果能进行合理的解释。

2. 实验(实训)时

(1)携带《实验(实训)指导书》及笔记本,穿好白大衣,按时进入实验(实训)室。

(2)实验(实训)室内保持安静、整洁,不得进行与实验(实训)无关的活动,遵守实验(实训)室规则。

(3)做好小组内分工,实验(实训)时各尽其责,注重培养动手操作能力和解决实验(实训)过程中出现的问题的能力。

(4)实验(实训)开始前,首先清点所用器材、药品和动物等是否与实验(实训)内容相符,实验(实训)器材的放置力求整齐、稳妥,正确安装、调试仪器。

(5)认真听老师讲解,严格按实验(实训)教程进行操作,准确计算给药剂量,细致观察实验(实训)过程中出现的现象,客观记录反应出现的时间、表现和最后转归,联系所学理论知识对实验(实训)结果进行分析,以免发生错漏。遇到疑难问题及时请教指导老师,不要盲目动手操作。运用所学知识对实验(实训)出现的现象进行合理解释,养成严谨、认真、求实的科学态度。实验(实训)中若出现意外事故应立即报告指导老师,以便妥善处理。

(6)爱护实验(实训)器材、仪器设备,按操作规程正确使用。节约使用药品和试剂,使用前看清标签,以防错用,使用后盖好瓶盖,放回原处,避免换盖或污染。

(7)爱护实验动物,正确捉拿、固定和使用动物。取动物时,养成随手关笼门的习惯,避免动物跑出或丢失,防止动物损坏实验(实训)室的设施。

3. 实验(实训)后

(1)实验(实训)结束后,将实验(实训)器材按常规刷洗干净,用物清点后交还准备室,若发现损坏或缺失,应立即报告指导老师,按有关规定处理。

(2)实验(实训)后的动物按规定处理和摆放。注意取下连在动物身上的器械和装置。值日生负责清洁室内及走廊卫生,关好水、电、门窗,填写相关的仪器使用记录,经指导老师检查允许后方可离开实验(实训)室。

三、实验(实训)结果的整理和实验(实训)报告的书写

1. 实验(实训)结果的整理

实验(实训)结束后要对实验(实训)所记录的原始资料进行整理。药物学实验(实训)的结果可分为数据资料和图形资料。数据资料又可分为计量资料和计数资料。计量资料如血压、心率、体温、瞳孔大小、生化测定数据和作用时间等;计数资料如阳性反应或阴性反应数,动物死亡与存活数等。凡属于数据资料的,均应以正确的单位和数值作定量表示,必要时应作统计学分析,以保证结论的可靠性。

为便于阅读、分析和比较,应尽可能地将有关数据制成表格或统计图,使主要结果有重点地表达出来。绘制表格时,一般绘成三线表的形式,将观察项目列在表内左侧,由上而下逐项填写,而将实验(实训)中出现的变化,按照时间顺序,由左至右逐项填写。绘图时,应在纵轴和横轴上列出数值刻度,标明单位。一般以纵轴表示反应强度、横轴表示时间或药物剂量,并在图的下方注明实验(实训)条件。

图形资料是记录数据曲线、心电图、脑电图、照片和其他详细数据等的资料。凡有图形资料的实验(实训),应及时在图上标注说明,包括实验(实训)题目,实验动物的种类、性别、体重、给药剂量和其他实验(实训)条件等。记录较长的曲线时,可选取典型变化的段落,剪切后粘贴保存。

2.书写实验(实训)报告的要求

书写实验(实训)报告是培养学生文字表达能力、概括总结和综合分析问题能力的重要训练方法。每次实验(实训)后,都要用统一的实验(实训)报告纸写好实验(实训)报告,在指定时间内交给实验(实训)指导老师评阅。实验(实训)报告按照科研论文格式书写,即目的、材料和方法、结果、分析讨论及结论。讨论是对实验(实训)结果产生的原理或对实验(实训)结果异常的原因加以分析,不可脱离实验(实训)结果去抄书。把实验(实训)结果加以概括总结写成结论。结论不是单纯重复实验(实训)结果,是结果的高度归纳及概括,不应超过本次实验(实训)所验证的范围任意外展、扩大结论。写实验(实训)报告时要求字迹工整、文字精练、层次清楚、记录准确、结论正确、分析有据。通过书写实验(实训)报告,可以使学生熟悉撰写论文的基本格式,学会绘制实验图表及查阅相关文献资料,提高应用知识、独立思考、分析解决问题的能力以及书写能力,为将来撰写论文打下良好的基础。因此应以科学的态度,严肃认真地独立完成实验(实训)报告的书写。

完整的实验(实训)报告应包括以下内容:

(1)一般项目 包括姓名、专业、班级、组别、学号、时间等。

(2)实验(实训)题目 实验(实训)题目一般不超过 20 个字。

(3)实验(实训)目的 实验(实训)目的相当于论文的引言,主要说明为什么要做该实验(实训)及其意义。尽可能言简意赅地说明实验(实训)预期达到的结果。

(4)实验(实训)材料 包括实验(实训)器材、试剂与药品、实验动物等内容。

(5)实验(实训)步骤 实验(实训)步骤是整个实验(实训)报告的基础。若完全按照实验(实训)教程进行,仅需对动物的分组、仪器的性能、给药操作步骤及观察指标进行简要的表述,若有不同处,则需重点说明。

(6)实验(实训)结果 实验(实训)结果是实验(实训)报告的核心。在实验(实训)进行过程中应随时做好原始记录,实验(实训)告一段落后立即整理。不可搁置较长时间后或凭记忆进行整理。对实验(实训)中观察到的现象和测量到的数据应翔实、准确地记录。如有图形资料,应进行整理,合理剪贴,并附以图注和必要的文字说明。有些实验(实训)结果可用图表表示。实验(实训)报告上一般只列出经过归纳整理的结果,但原始记录应保存备查。

(7)分析讨论 讨论是根据已知的理论知识对实验(实训)中观察到的现象与结果进行解释和分析,逐步推导出结论。讨论应结合实验(实训)结果联系理论知识进行探讨。同时还要判断是否为预期的实验(实训)结果,如果属于非预期的结果,则应着重分析可能的原因,总结经验教训,并写入讨论中,请实验(实训)指导教师评阅。

(8)结论 结论是对实验(实训)结果进行分析后得到的概括性判断。结论应与实验(实训)目的相呼应,文字要精练。未能在实验(实训)结果中得到充分证据的理论分析,不应写入结论。

四、遵守实验(实训)守则

(1)遵守学校和实验(实训)室的各项管理规定。

(2)实验(实训)室必须保持整洁、安静,进入实验(实训)室应按要求穿工作服。严禁在室内吃零食、吸烟、玩手机、大声喧哗及从事与实验(实训)无关的其他活动。

(3)进入实验(实训)室应服从老师安排,在指定的位置做实验(实训)。

(4)爱护仪器设备,遵守操作规程。在实验(实训)过程中,若仪器设备发生故障或损坏时,应及时报告实验(实训)指导老师进行处理。因违反操作规程而损坏仪器设备的应按学校有关规定处理。

(5)不得将实验(实训)物品带出实验(实训)室。

(6)实验(实训)结束后,将实验(实训)仪器设备、用品等放回原处。正确清除废弃物,严禁将固体不溶物倒入水槽,对强腐蚀剂和残余毒品妥善处理。打扫实验(实训)室场地及周围环境卫生,及时关闭水、电、门窗,经老师检查合格后方可离开实验(实训)室。

(7)按老师要求完成实验(实训)报告,不抄袭、臆造实验(实训)报告,批阅后的实验(实训)报告应妥善保管,每学期末根据老师的要求上交全部实验(实训)报告存档。

附:实训(实验)报告书写格式

药物学实验(实训)报告

姓名		实验(实训)日期		学号	
班级		带教老师		评分	
实验(实训)题目					
【实验(实训)目的】					
【实验(实训)材料】					

【实验(实训)步骤和方法】

【实验(实训)结果】

【分析讨论】

【结论】

老师签名：

批阅时间：

（李翠琼）

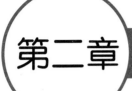

第二章 药物学基础知识实训

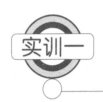

实训一 药物的一般知识

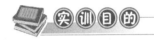

（1）掌握药品、药物的基本概念。

（2）熟悉药物的不同分类方法。

（3）能够正确辨认不同剂型的药物；会识别药品和非药品、处方药与非处方药。

（4）懂得特殊药品的管理。

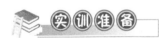

1.学生准备

提前预习、衣帽整洁。

2.用物准备

（1）片剂类：光身片1种、糖衣片2种、舌下含片2种、肠溶片2种、缓释片2种。

（2）胶囊剂5种、滴剂5种、丸剂5种。

（3）散剂5种、颗粒剂5种。

（4）半固体制剂：软膏剂2种、眼膏剂2种、栓剂2种。

（5）液体制剂：溶液剂2种、合剂2种、糖浆剂2种、滴眼剂2种、滴鼻剂1种、酊剂1种。

（6）注射剂：水针剂5种、粉针剂5种、输液剂5种。

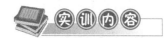

1. 药物和药品的概念

药品是可以供临床直接使用的上市商品，一般都必须有明确的剂型、剂量、适应证、用法和用量的物质，而药物是指治疗、预防和诊断疾病的化学物质，所涉及的范围更大，可能有些还在实验阶段，不一定可以上市，但有活性。

2. 药物的分类

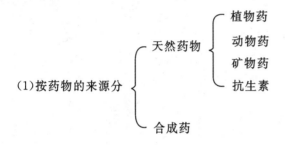

（1）按药物的来源分
- 天然药物
  - 植物药
  - 动物药
  - 矿物药
  - 抗生素
- 合成药

（2）按药理作用及临床用途分
- 中枢神经系统用药
- 外周神经系统用药
- 循环系统用药
- 消化系统用药
- 呼吸系统用药
- 泌尿系统用药

（3）特殊管理的药品
- 麻醉药
- 精神药品
- 医疗用毒性药品
- 放射性药品

【特殊标识的辨认】

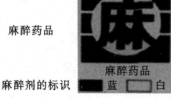

麻醉药品

麻醉剂的标识 ■ 蓝 □ 白

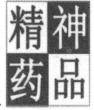

精神药品标识

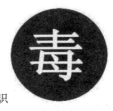

医疗用毒性药品标识

放射性药品标识

放射性药品
■ 红 ■ 黄

3.药品分类管理

(1)处方药(Rx)是指必须凭医师处方才可购买的药品。如注射用青霉素钠盐。

(2)非处方药(OTC)是指不需要医师处方,患者可自行购买使用的药品。如维生素类、一般性镇痛药(阿斯匹林)、滋补品、消化药、呼吸药。

4.识别药品

识别药品的批号、有效期、使用方法、适应证和禁忌证。

5.各种剂型的辨认

学习并练习辨别各种剂型。

6.药品的陈列

学习并练习药品陈列。

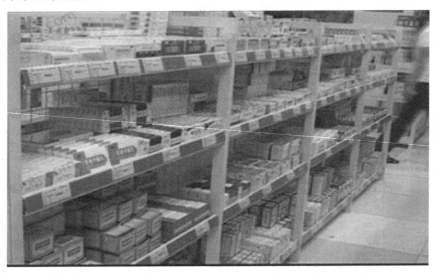

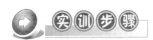

(1)学生阅读实训内容。

(2)教师举例说明药品的分类,教会学生识别处方药、非处方药、特殊药品。

(3)教师举例说明各种剂型,教会学生辨认药品剂型。

(4)教师教学生看药品标签,认识药品通用名、商品名、批号、药效期、使用方法等。

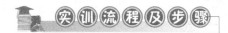

```
                    学生准备
                       │ 衣帽整洁
                    用物准备
                       │ 每种剂型准备五种药品
              教师示教或看录像
  特殊标识的辨认、各剂型        识别药品的名称、批号、有效期、使用方法
  适应证和禁忌证               肉眼识别药品是否失效（色泽、浑浊等）
  处方药、非处方药
                       │
                   学生分组操作
                       │
          考核评价（标准见表 2-1）
                       │ 抽取 5 种剂型让学生分别说出剂型、批号、
                       │ 有效期、使用方法、适应证和禁忌证等
         教师总结、根据情况补标
```

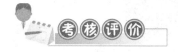

表 2-1　药物的一般知识实训考核参考标准

项　目	要　求	量　分	得　分
用物准备	片剂 1 种、胶囊剂 1 种、丸剂 1 种、水针剂 1 种、粉针剂 1 种、输液剂 1 种、合剂 1 种、糖浆剂 1 种、软膏剂 1 种、颗粒剂 1 种（选出 20 种剂型药品，缺 1 种扣 2 分）	20	
实训操作	在实训台上，放一种药品，让学生说出： ①剂型 ②药品通用名 ③处方药还是非处方药 ④批号、有效期 ⑤适应证、禁忌证 ⑥出厂日期和使用方法 （每说错一个项目扣 10 分）	60	

项　目	要　求	量　分	得　分
熟练程度	①操作时间10分钟	5	
	②动作轻巧、准确	5	
职业规范行为	①服装、鞋帽整洁	3	
	②仪表大方、举止端庄	3	
	③态度认真	4	
总分		100	

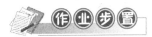

(1)书写实训报告。

(2)根据下列药盒上的标识回答下列问题。

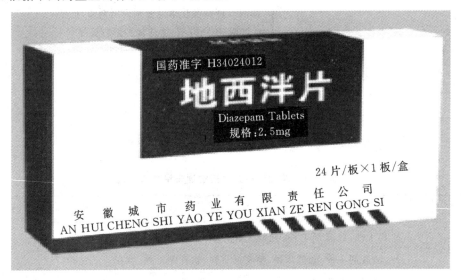

(1)该药的批文号是_____。

(2)该药的药名是_____,剂型是_____。

(3)该药的规格是_____,共有_____片药。

(4)生产厂家是_____。

(李翠琼)

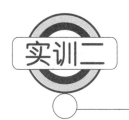

处方的一般知识

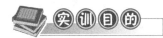

(1)掌握处方的基本结构和主要内容、处方书写规则。

(2)能根据处方进行取药、使用药品或指导患者使用药品。

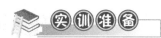

1.学生准备

提前预习、衣帽整洁。

2.用物准备

准备各种处方各10份。

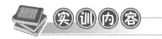

处方是医师根据患者病情开给药房要求配方、发药的书面文件,也是门诊注射室护士给患者用药的依据。

一、处方种类

1.法定处方

法定处方是指药典、部颁(国家)标准收载的处方,它具有法律的约束力,在制造或医师开写法定制剂时,均需遵照其规定。

2.协定处方

医院根据本地区特点,针对一些常见病多发病,集思广益,总结经验,制订出一些行之有效、疗效较好的处方,为某医院或某地区医务人员共同遵照使用,称之为协定处方。协定处方仅限在本单位内使用。

3.医疗处方

医疗处方是医师对个别患者用药的书面文件。处方除了作为发给患者药剂的书面文件外,还具有法律上、技术上和经济上的意义。

二、处方书写的一般规则及注意事项

(1)处方必须在专用的处方笺上,用钢笔书写,要求字迹清楚、剂量准确、不得涂改,如有涂改,医生须在涂改处签字,以示负责。

(2)处方中每一个药名占一行,制剂规格和数量写在药名后面,用法写在药名下面。制剂浓度通常采用百分浓度表示。

(3)药物所用的剂量,一律用阿拉伯数字表示,但须在小数点前加零(如0.5)或在整数后加点添零(如5.0),并采用药典规定的法定计量单位。凡是固体或半固体药物以克(g)为单位;液体以毫升(ml)为单位,在开写处方时,可省略"g"或"ml"字样,如10g可以写成10.0。若用其他计量单位如毫克(mg)、单位(U)等,则必须写明,如10毫克应写成10mg。

(4)处方中每种药物的剂量一般不应超过药典规定的极量,如病情需要超过极量时,医生应在所用剂量旁签字或加"!"号,以示对患者的安全负责。

(5)处方中开写的药物总量一般以3日量为宜,7日量为限。慢性病或特殊情况可适当增加。麻醉药品和毒性药品不得超过1日量。

(6)危重病例急需用药时,应于处方左上角注明"急"字样,以便药剂人员优先发药。

三、处方基本结构

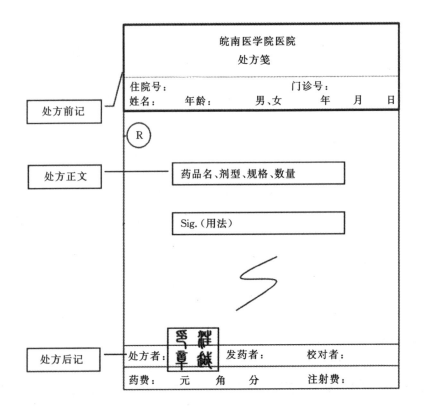

四、常见处方

例一 某患者,女,30 岁,因持续性睡眠障碍前来就诊。拟以安定治疗,请开一周量处方。

安定:片剂:2.5mg/片   5.0mg/片   口服:2.5～5.0mg/次   睡前服用

```
┌──────────────────────────────────────────────┐
│              皖南医学院医院                    │
│                处方笺                          │
│ ⋯⋯⋯⋯⋯⋯⋯⋯⋯⋯⋯⋯⋯⋯⋯⋯⋯⋯⋯⋯⋯⋯⋯⋯ │
│  住院号:              门诊号:                  │
│  姓名:    年龄:    男、女    年  月  日        │
├──────────────────────────────────────────────┤
│                                                │
│   R                                            │
│                                                │
│        安定片剂 5.0mg×7                        │
│                                                │
│          Sig.   5.0mg   p.o   H.S              │
│                                                │
│                                                │
│                                                │
│                                                │
│                                                │
│                                                │
│                                                │
│                                                │
│  处方者:       发药者:       校对者:           │
├──────────────────────────────────────────────┤
│  药费:    元    角    分       注射费:         │
└──────────────────────────────────────────────┘
```

例二　某患者,男,20岁,因腹部绞痛0.5小时入院就诊。拟行解痉止痛治疗。请为患者开处山莨菪碱,立即肌肉注射。

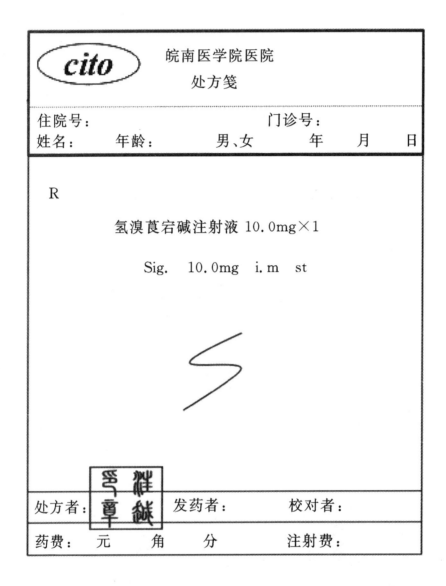

按最新修订的《处方管理办法(试行)》规定:麻醉药品处方、急诊处方、儿科处方、普通处方的印刷用纸应分别为淡红色、淡黄色、淡绿色和白色,并在处方右上角以文字注明(如下图)。

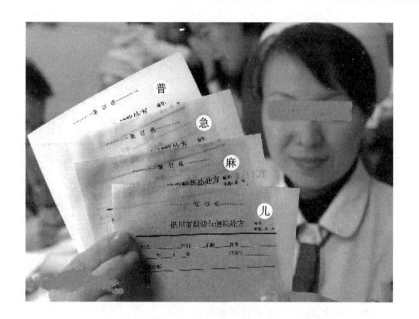

实训流程及步骤

学生准备

↓ 衣帽整洁

用物准备

↓ 准备各种处方各 5 份,长期医嘱和临时医嘱各 5 份

教师示教或看录像

辨认处方是否有误 ┃ 识别处方药物、剂量、使用方法、几天药量
书写是否规范 ↓

学生分组操作(分成 5 组,每组取长期、临时医嘱各 1 份,处方各 5 份)

↓

考核评价(标准见表 2-2)

↓ 抽查学生,拿 5 种处方让学生分别说什么药物、
剂量、使用方法、几天的药

教师总结、根据情况补标

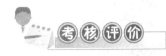

考核评价

表 2-2　处方的一般知识实训考核参考标准

项　目	要　求	量　分	得　分
用物准备	各类处方 3 张 长期、临时医嘱各 1 份 (缺 1 种扣 3 分)	15	
实训操作	(1)学生阅读 2 份处方,说出处方中: 　药名、剂型、剂量、用法、天数 (2)阅读长期、临时医嘱,说出医嘱中: 　具体内容(时间、药名、剂量、用法、执行情况) (每说错一个项目扣 6 分)	15×2 15×2	
熟练程度	(1)操作时间 10 分钟 (2)动作轻巧、准确	5 5	
职业规范 行为	(1)服装、鞋帽整洁 (2)仪表大方、举止端庄 (3)态度认真	5 5 5	
总分		100	

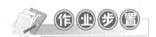

作业步置

书写实训报告。

(李翠琼)

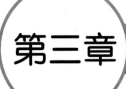

第三章　药物学基础实验

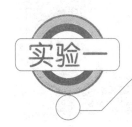

实验一　给药方法、给药途径、给药剂量对药物作用的影响

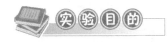

（1）观察不同剂量、不同给药途径对药物作用的影响。

（2）掌握常用实验动物的捉拿与固定、编号，以及几种给药方式的基本操作方法。

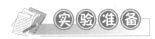

1. 学生准备

提前预习、衣帽整洁。

2. 实验动物

小白鼠、家兔。

3. 用物准备

1％和10％水合氯醛溶液［或0.2％和2％苯甲酸钠咖啡因（安钠咖）］，电子秤，注射器，针头，鼠笼，10％苯巴比妥溶液（或5％异戊巴比妥钠溶液），3％～5％苦味酸溶液、生理盐水。

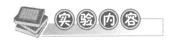

一、实验动物的捉拿方法

1. 小白鼠捉拿方法

用手轻轻提起鼠尾,置于鼠笼上,在其向前爬行时,用左手的拇指、食指抓住小鼠两耳后项背部皮毛,然后将鼠置于左手中,用无名指及小指夹住鼠尾(图 3-1)。

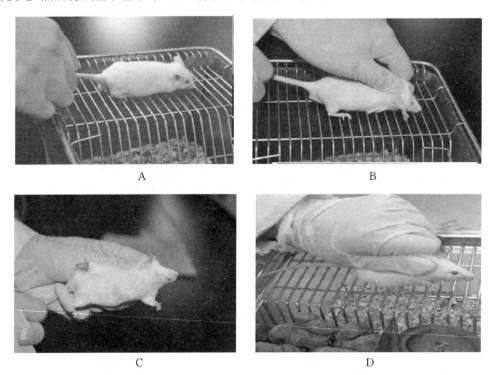

A   B

C   D

图 3-1　小白鼠的捉拿方法

2. 家兔的捉拿方法

右手抓住家兔的颈背部皮肤将家兔提起,左手托住它的臀部,使家兔呈坐位姿势。

二、动物的给药方法

1. 小白鼠皮下注射

注射时用左手拇指、食指抓住两耳及头皮,左手无名指及小指夹住鼠尾,右手持注射器在鼠腹部两侧作皮下注射(图 3-2)。

2. 小白鼠腹腔注射

注射时用左手拇指、食指抓住两耳及头皮,腹部向上,右手将注射针头从下腹部朝头方向刺入腹腔,注射药液(图 3-3)。

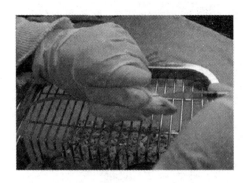

图 3-2　小白鼠皮下注射

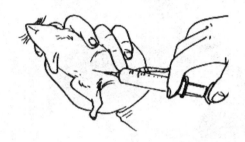

图 3-3　小白鼠腹腔注射

3.家兔肌肉注射

注射部位为后腿外侧肌肉丰富之处,方法:1 人固定家兔,一人先将注射部位的兔毛剪去,酒精消毒皮肤,右手持注射器针头(与皮肤成 60 到 80 度角)刺入肌肉内,注入药液后拔出针头(图 3-4)。

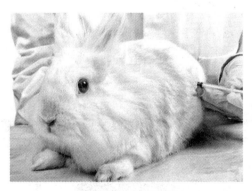

图 3-4　家兔肌肉注射

4.家兔耳静脉注射

方法:两人固定好家兔,一人选择一条较为明显的耳缘静脉,去相关部位的毛并消毒,左手拇指和中指捏住耳尖,食指垫于耳下,右手持注射器,从静脉末端刺入血管,轻推药液,如无阻力并见全条血管立即发白,表明针头已经进入血管内,可将药液缓慢注入。若推药液有阻力或见局部皮肤隆起,系针头未刺入血管,应拔出针头,重新穿刺(图3-5)。

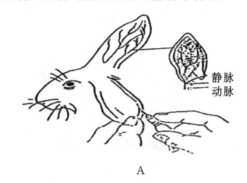

A

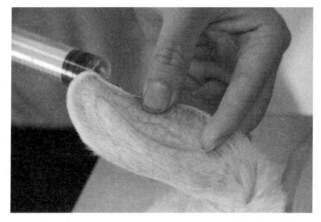

B

图3-5 家兔耳静脉注射

三、实验动物的编号方法

染色法:3%～5%苦味酸溶液。

动物取俯卧位,左前肢为1,左后肢为2,右后肢为3,右前肢为4,头部为5,尾部为10,背部为20(图3-6)。

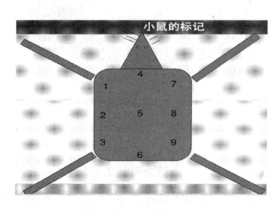

图3-6 实验动物的编号

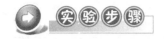

1.给药剂量对药物作用的影响

(1)取小白鼠2只,称重并编号1号和2号,放入鼠笼内,观察正常活动。

(2)两鼠分别腹腔注射1%和10%的水合氯醛溶液0.1ml/10g体重(或0.2%和2%安钠咖溶液0.2ml/10g体重),置于鼠笼内,观察其活动有何变化,记录给药后至药物效应发生的时间和症状。

2.给药途径对药物作用的影响

(1)取家兔2只,编号并称重,观察两兔的正常活动、翻正反射、呼吸情况。

(2)以10%苯巴比妥溶液0.8ml/kg体重或5%异戊巴比妥钠溶液1ml/kg体重分别给甲兔肌肉注射,乙兔耳静脉注射。记录给药时间。观察两兔翻正反射消失时间及呼吸抑制程度有何不同。

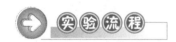

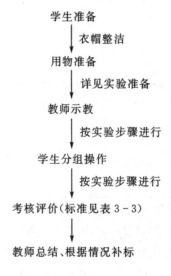

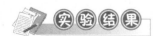

按表3-1、3-2记录结果。

表 3-1 药物剂量对药物作用的影响

鼠号	体重(g)	药物及药量	用药后反应及发生时间

表 3-2 给药途径对药物作用的影响

兔号	体重	药物及药量	给药途径	翻正反射消失时间	呼吸抑制程度

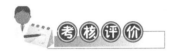

结果分析

(1)腹腔注射1%、10%水合氯醛,小鼠反应有何不同?

(2)甲乙两兔分别肌内注射和静脉注射苯巴比妥后反应有何不同?

考核评价

表 3-3 给药剂量、给药途径对药物作用的影响考核参考标准

项 目	要 求	量 分	得 分
用物准备	小白鼠或家兔、1%和10%水合氯醛溶液、电子秤、注射器、针头、鼠笼、10%硫酸镁溶液、3%～5%苦味酸溶液、(缺1种扣1分)	10	
实验操作	①小白鼠或家兔捉拿方法	10	
	②取小白鼠2只称重、编号,放入鼠笼内,观察正常活动后,两鼠分别腹腔注射1%及10%的水合氯醛溶液0.1ml/10g体重,置于鼠笼内,观察其活动有何变化,记录给药后至药物效应发生的时间和症状(50分)	50	
	③或取家兔两只,称重后观察正常活动情况。分别给予10%苯巴比妥0.8ml/kg体重,甲兔肌注、乙兔静注。观察反应有何不同		
	④分析结果	10	
	(每错一步具体操作项目扣5分)		

续表 3 - 3

项　目	要　求	量　分	得　分
熟练程度	①操作时间 10 分钟	5	
	②动作轻巧、准确	5	
职业规范行为	①服装、鞋帽整洁	3	
	②仪表大方、举止端庄	3	
	③态度严肃认真	4	
总分		100	

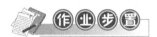

书写实验报告。

（李翠琼）

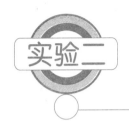

药物的配伍禁忌

实验二

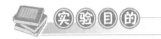

（1）了解药物配伍禁忌发生的机理。

（2）观察常见物理和化学性配伍禁忌的各种现象。

（3）熟悉处理配伍禁忌的一般方法，掌握配伍禁忌表的使用。

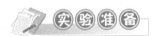

1.学生准备

提前预习、衣帽整洁。

2.药品准备

液体石蜡、20％磺胺嘧啶钠、5％碳酸氢钠溶液、碳酸氢钠（g）、乳糖酸红霉素粉针、5％葡萄糖注射液、注射用水、10％葡萄糖、5％碘酊、2％氢氧化钠溶液、10％盐酸、0.1％肾上腺素、3％亚硝酸钠溶液。

3.器材准备

试管、乳钵、移液管、滴管、玻璃棒、试管架、试纸、天平。

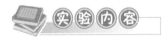

一、物理性、化学性配伍禁忌现象观察

（一）物理性配伍禁忌

处方中各种药物配伍后，产生外观上的变化如分离、析出、潮解、溶化等物理反应，而有效成分未变。

1.分离

两种液体互相混合后，不久又分开。

取试管一支,加液体石蜡和水各 3ml。互相混合振摇后,静置于试管架上。10 分钟后,观察分离现象。

2.析出

两种液体互相混合后,由于溶媒性质的改变,其中一种药物析出沉淀或使溶液混浊。

将乳糖酸红霉素粉针以甲、乙、丙编号,然后甲瓶加入 0.9％氯化钠注射液 6ml,乙瓶加入 5％葡萄糖 6ml、丙瓶加入注射用水 6ml。振摇 3～5 分钟,观察现象。

3.液化

两种固体药物混合研磨时,由于形成了低熔点的低溶混合物,熔点降低,而由固态变成液态,叫作液化。

取水合氯醛(熔点 57℃)和樟脑(熔点 171～176℃)各 3g 混合研磨,产生液化(研磨混合物,熔点为－60℃)。

4.潮解

易吸湿的药物与含结晶水的药物混合研磨时,由于结晶水析出而潮解。

(二)化学性配伍禁忌

处方中两种或两种以上的药物溶液配伍时,由于化学变化而产生沉淀、变色、产气、爆炸等化学反应。

1.沉淀

两种或两种以上的药物溶液配伍时,由于化学变化而产生沉淀[不溶性盐,或是由难溶性碱(酸)制成的盐,因水溶液 pH 改变而析出原来形式的难溶性的碱或酸]。

(1)取一支试管,分别加入 20％磺胺嘧啶钠和 10％葡萄糖各 2ml,然后充分混合,观察现象。

(2)取一支试管,分别加入 20％磺胺嘧啶钠和维生素 B_1 各 2ml,充分混合,观察现象。

2.产气

药物配伍时,偶尔会发生产气现象,有的导致药物失效或不完全失效。

取一支试管先加入 5ml 稀盐酸,再加 2g 碳酸氢钠,不久即会见到产生的气体(二氧化碳)逸出。反应式如下:

$$NaHCO_3 + HCl \rightarrow NaCl + H_2O + CO_2 \uparrow$$

3.变色

易氧化药物的水溶液与 pH 较高的其他药物溶液配伍时,容易发生氧化变色现象。

(1)取一支试管,分别加入 0.1％肾上腺素和 3％亚硝酸钠溶液各 1ml,观察现象。

(2)取一支试管,分别加入 2ml 5％碘酊和 1ml 2％氢氧化钠溶液,观察现象。

4.爆炸或燃烧

强氧化剂与强还原剂配伍时,因发生激烈的氧化-还原反应,产生大量的热能,而引起燃烧或爆炸。如高锰酸钾与甘油一起研磨发生燃烧,甚至爆炸现象。

5.眼观无变化

有一些化学性配伍禁忌,其分子结构已发生了变化,但外观看不出来,因而常被忽视。如青霉素钠(钾)盐水溶液水解为青霉素胺和青霉醛而失效。

(三)药物性配伍禁忌

录像观察:毛果芸香碱与阿托品药理拮抗作用。

记录实验结果(表3-4)。

表3-4 药物的配伍禁忌实验结果

药品	器皿	取量	加入药品	取量	结果
液体石蜡	试管	3ml	蒸馏水	3ml	
乳糖酸红霉素粉针		1瓶	0.9%氯化钠注射液	6ml	
乳糖酸红霉素粉针		1瓶	5%葡萄糖	6ml	
乳糖酸红霉素粉针		1瓶	注射用水	6ml	
水合氯醛	乳钵	3g	樟脑	3g	
20%磺胺嘧啶钠	试管	2ml	10%葡萄糖	2ml	
20%磺胺嘧啶钠	试管	2ml	维生素 B_1	2ml	
碳酸氢钠	试管	2g	10%盐酸	5ml	
0.1%肾上腺素	试管	1ml	3%亚硝酸钠溶液	1ml	
5%碘酊	试管	2ml	2%氢氧化钠溶液	1ml	

二、配伍禁忌表的使用

教会学生使用配伍禁忌表。

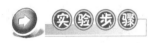

(1)学生阅读实验内容,熟悉物理性配伍禁忌、化学性配伍禁忌的类型和表现。

(2)教师讲解及示教。

(3)学生分组,按实验内容操作。

(4)考核评价。

(5)教师小结。

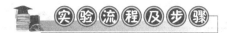实验流程及步骤

学生准备

↓ 衣帽整洁

用物准备

↓ 详见实验准备

教师示教

↓ 按实验内容进行

学生分组操作

↓ 按实验内容进行

考核评价(标准见表3-5)

↓

根据情况补标

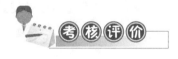考核评价

表3-5 药物的配伍禁忌考核参考标准

项 目	要 求	量 分	得 分
用物准备	药品:液体石蜡、20%磺胺嘧啶钠、碳酸氢钠(g)、10%葡萄糖、5%碘酊、2%氢氧化钠溶液、10%盐酸、0.1%肾上腺素、3%亚硝酸钠溶液、维生素B₁、乳糖酸红霉素粉针、5%葡萄糖注射液、注射用水 器材:试管、乳钵、移液管、滴管、玻璃棒、试管架、试纸、天平 (缺1种扣1分)	20	
实验操作	1.物理性配伍禁忌 ①分离 ②析出 ③液化 2.化学性配伍禁忌 ①沉淀 ②产气 ③变色 3.配伍禁忌表的使用 (每错一步具体操作项目扣2分)	24 24 12	

27

项　目	要　求	量　分	得　分
熟练程度	①操作时间 40 分钟	5	
	②动作轻巧、准确	5	
职业规范行为	①服装、鞋帽整洁	3	
	②仪表大方、举止端庄	3	
	③态度严肃认真	4	
总分		100	

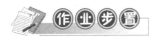

书写实验报告。

（李美册）

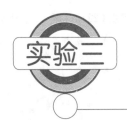

调配操作练习及溶液浓度的换算

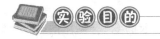

(1)掌握浓溶液稀释的计算方法和配制方法。

(2)学会正确使用量容器。

(3)能正确地进行调配操作和药物浓度的计算。

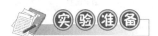

1. 学生准备

提前预习、衣帽整洁。

2. 仪器设备准备

托盘天平、小烧杯、药匙、容量瓶(100ml)、胶头滴管、玻璃棒、量筒(100ml)、量杯(100ml)。

3. 药品准备

95％乙醇 500ml、氯化钠 50g、蒸馏水 1000ml。

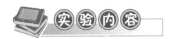

一、用 95％的乙醇配制 100ml 75％的乙醇

1. 计算配制 100ml 75％的乙醇需用 95％乙醇的毫升数

$$C_{75}V_{75}=C_{95}V_{95} \qquad 75％×100=95％×V_{95}$$

$$V_{95}=75％×100/95％=7500÷95≈79ml$$

2. 计算配制 100ml 75％的乙醇需要蒸馏水的毫升数

$$蒸馏水的毫升数=100-79=21ml$$

3. 配制

用 100ml 量筒量取 79ml 95％乙醇,倒入 100ml 量杯中,加蒸馏水(21ml)至 100ml 刻度,用玻璃棒搅拌均匀,此时溶液为浓度 75％的乙醇。

二、配制 100ml 的生理盐水

1. 计算 100ml 生理盐水需要氯化钠的量

生理盐水的浓度为 0.9％,即 100ml 的溶液中含 0.9g 的氯化钠。

2. 操作

(1)调节天平,使指针对准中线,称取 0.9g 氯化钠。

(2)用量筒量取 60ml 的蒸馏水倒入 100ml 的烧杯中,放入称取的 0.9g 氯化钠,用玻璃棒搅拌均匀。

(3)用量筒取 40ml 的蒸馏水,缓慢加入盛有氯化钠溶液的烧杯中,使其到 100ml 的刻度处,搅拌均匀,此时制成的溶液为 100ml 的生理盐水。

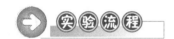

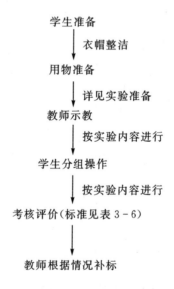

学生准备

↓ 衣帽整洁

用物准备

↓ 详见实验准备

教师示教

↓ 按实验内容进行

学生分组操作

↓ 按实验内容进行

考核评价(标准见表 3-6)

↓

教师根据情况补标

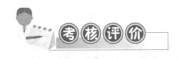考核评价

表 3-6 调配操作练习及溶液浓度的换算考核参考标准

项 目	要 求	量 分	得 分
用物准备	托盘天平、小烧杯、药匙、100ml 容量瓶、胶头滴管、玻璃棒、量筒(100ml)、量杯(100ml)、95％乙醇 500ml、氯化钠 50g、蒸馏水 1000ml(缺 1 种扣 2 分)	20	
实验操作	1.用 95％的乙醇配制 100ml 75％的乙醇 ①计算配制 100ml 75％的乙醇需用 95％乙醇的毫升数 ②计算配制 100ml 75％的乙醇需要蒸馏水的毫升数 ③将 95％乙醇 79ml 倒入 100ml 量杯中,加蒸馏水(21ml)至 100ml 刻度,用玻璃棒搅拌均匀	30	
	2.配制 100ml 的生理盐水 ①调节天平称取 0.9g 的氯化钠 ②用量筒量取 60ml 的蒸馏水导入 100ml 的烧杯中,放入称取的 0.9g 氯化钠,用玻璃棒搅拌均匀 ③用量筒取 40ml 的蒸馏水,缓慢加入到盛有氯化钠溶液的烧杯中,使其到 100ml 的刻度处,搅拌均匀 (每错一个具体操作项目扣 2 分)	30	
熟练程度	①操作时间 40 分 ②动作轻巧、准确	5 5	
职业规范 行为	①服装、鞋帽整洁 ②仪表大方、举止端庄 ③态度认真	3 3 4	
总分		100	

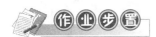作业步置

书写实验报告。

（李美册）

传出神经系统药对家兔瞳孔的影响

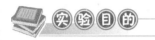

(1)观察拟胆碱药、抗胆碱药对瞳孔的作用并分析其作用机制。

(2)练习家兔的捉拿、滴眼及量瞳方法。

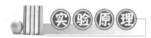

虹膜内两种平滑肌控制瞳孔大小：一种是瞳孔括约肌，分布有 M 受体，当 M 受体激动后，引起瞳孔括约肌向眼中心方向收缩，瞳孔缩小；另一种是瞳孔开大肌，主要分布的是 α 受体，当 α 受体激动时，瞳孔开大肌向眼外周方向收缩，瞳孔扩大。阿托品是 M 受体阻断药，通过阻断瞳孔括约肌上的 M 受体，使瞳孔括约肌松弛，而瞳孔开大肌仍保持原有张力，故瞳孔扩大。而毛果芸香碱能激动瞳孔括约肌上的 M 受体，使瞳孔括约肌收缩，瞳孔缩小。

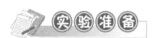

1. 学生准备

提前预习、衣帽整洁。

2. 实验动物

家兔 1 只。

3. 实验设备与药物

剪刀、量瞳尺、兔固定器、1％硫酸阿托品溶液、1％硝酸毛果芸香碱溶液。

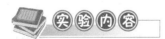

抗胆碱药阿托品与拟胆碱药毛果芸香碱对家兔瞳孔的作用比较。

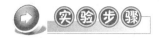

1.给药前测量

取健康家兔 1 只,标记,剪去眼睫毛,在自然光线下,用量瞳尺测量并记录家兔左右眼瞳孔直径(mm),并检查对光反射。

2.给药

将家兔下眼睑拉成杯状并用手指压住鼻泪管,左眼滴入 1% 硫酸阿托品溶液 3 滴,右眼滴入 1% 硝酸毛果芸香碱溶液 3 滴,使其在眼睑内保留 1 分钟,然后将手轻轻放开,任药液自然溢出。

3.给药后测量

滴药 15 分钟后,在同样强度光线下,再分别测量并记录左右眼瞳孔大小,并比较用药前后有何不同。

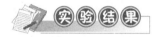

将实验结果填入表 3-7。

表 3-7　实验结果

兔眼	药物	正常瞳孔直径(mm)	用药后瞳孔直径(mm)
左	1%硫酸阿托品溶液		
右	1%硝酸毛果芸香碱溶液		

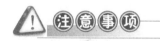

(1)测量瞳孔时勿刺激角膜,否则会影响瞳孔大小。

(2)滴药时应按压内眦,以防药液进入鼻腔,经鼻黏膜吸收。

(3)滴药量要准确,在眼内停留时间要一致,以确保药液充分作用。

(4)测量瞳孔条件务求给药前后一致:如光线的强度,光源的角度等。

(5)实验动物应为一周内未用过眼药者。

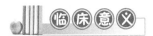

阿托品临床可用于缓解内脏绞痛、全麻前给药、眼科疾病、慢型心率失常、抢救感染中毒性休克、解救有机磷酸酯类中毒等。毛果芸香碱临床主要用于治疗青光眼、虹膜炎及解救 M 受体阻断药中毒。两者滴眼时应压迫内眦,避免药液流进鼻腔而吸收中毒。

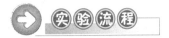

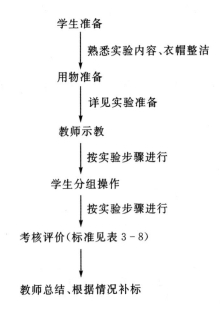

学生准备

熟悉实验内容、衣帽整洁

用物准备

详见实验准备

教师示教

按实验步骤进行

学生分组操作

按实验步骤进行

考核评价(标准见表 3-8)

教师总结、根据情况补标

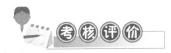

表 3-8　传出神经系统药对家兔瞳孔的影响考核参考标准

项　目	要　求	量　分	得　分
用物准备	家兔 1 只、剪刀、量瞳尺、兔固定器、1%硫酸阿托品溶液、1%硝酸毛果芸香碱溶液 (缺 1 种扣 3 分)	20	

项　目	要　求	量　分	得　分
实训操作	①取家兔 1 只,检查两眼对光的反射 ②给药前分别测量双眼瞳孔并记录 ③分别给家兔左右眼滴入 1% 硫酸阿托品溶液和 1% 硝酸 毛果芸香碱溶液 3 滴 ④给药后等 15 分钟 ⑤在相同光线下观察双眼瞳孔大小 ⑥提问实验原理和注意事项 (每错一步具体操作项目扣 10 分)	60	
熟练程度	①操作时间 40 分钟 ②动作轻巧、准确	5 5	
职业规范 行为	①服装、衣帽整洁 ②仪表大方、举止端庄 ③态度认真	3 3 4	
总分		100	

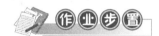

(1)书写实验报告。

(2)思考毛果芸香碱和阿托品对瞳孔的作用机制有何不同？临床如何应用？

（黄艳珍）

实验五 地西泮的抗惊厥作用

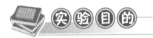

（1）观察中枢兴奋药尼可刹米过量引起的反应。

（2）观察中枢抑制药地西泮的抗惊厥作用。

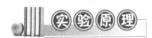

尼可刹米是临床上较好的呼吸兴奋药，可用于治疗大脑损伤或意外等引起的呼吸抑制。但因其安全范围狭窄，剂量稍大即可引起惊厥甚至死亡，故本次实验通过给家兔注射中毒量的尼可刹米，使家兔出现惊厥，再使用地西泮进行对抗。

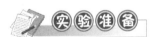

1. 学生准备

提前预习、衣帽整洁。

2. 实验动物

家兔 2 只。

3. 仪器设备准备

婴儿秤、家兔固定器、注射器（5ml/10ml）。

4. 药品准备

25％尼可刹米溶液、0.5％地西泮注射液、生理盐水。

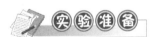

（1）取家兔 2 只，编号、称重，观察并记录正常活动情况。

（2）甲乙两兔均耳静脉注射 25％尼可刹米溶液 0.5ml/kg 体重，观察现象。

（3）等家兔出现惊厥（躁动、角弓反张等）后，甲兔立即耳静脉注射 0.5％地西泮注射液

5ml/kg 体重,乙兔耳静脉注射等量的 0.9%氯化钠注射液,观察两兔的变化。

(4)记录实验结果。

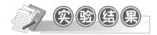

表 3-9 实验结果

兔号	体重(kg)	25%尼可刹米(ml)	药物及剂量	结果
甲			0.5%地西泮	
乙			0.9%氯化钠	

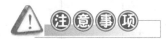

为防止抢救不及时而造成动物死亡,注射尼可刹米前宜将解救药地西泮和生理盐水一并抽好备用。

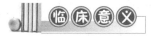

在临床上,尼可刹米可用于各种原因引起的中枢性呼吸抑制,对肺心病引起的呼吸衰竭及吗啡等药物中毒所引起的中枢性呼吸抑制效果较好。但过量又易导致血压升高,心率加快,甚至惊厥。若出现惊厥,可及时静脉注射地西泮或硫喷妥钠解救。

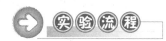

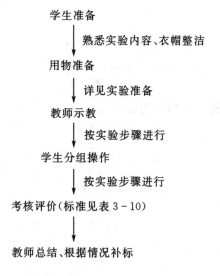

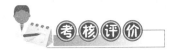考核评价

表 3－10　地西泮的抗惊厥作用考核参考标准

项　目	要　求	量　分	得　分
用物准备	家兔 2 只、婴儿秤、家兔固定器、注射器(5ml/10ml) 25％尼可刹米溶液、0.5％地西泮注射液、生理盐水 (缺 1 种扣 2 分)	20	
实训操作	①取家兔 2 只,称重、编号 ②观察家兔正常活动情况 ③两兔均耳静脉注射 25％尼可刹米溶液 0.5ml/kg ④当家兔出现惊厥时,甲兔立即注射 0.5％地西泮 5ml/kg 体重,乙兔立即注射等量生理盐水 ⑤观察药物反应并记录 ⑥提问实验原理和注意事项 (每错一步具体操作项目或问题扣 2 分)	60	
熟练程度	①操作时间 40 分钟 ②动作轻巧、准确	5 5	
职业规范行为	①服装、鞋帽整洁 ②仪表大方、举止端庄 ③态度严肃认真	3 3 4	
总分		100	

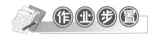作业步置

(1)书写实验报告。

(2)试述地西泮的各种药理作用及用途。

(李翠琼　何承宁)

硫酸镁急性中毒的解救

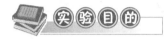

（1）观察硫酸镁中毒的症状及钙盐的解救效应。

（2）练习兔耳静脉注射法或肌内注射法。

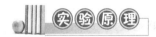

硫酸镁为临床常用药,当注射过量或静脉注射速度过快,血中 Mg^{2+} 浓度过高时可导致急性中毒,表现为膝反射消失,随着血镁浓度增加可出现全身肌张力减退及呼吸抑制,严重者可导致呼吸麻痹死亡。一旦发生中毒,应立即停药并缓慢静脉推注钙剂解救。

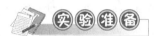

1. 学生准备

提前预习、衣帽整洁。

2. 实验动物

家兔 1 只（体重 2～3kg）。

3. 仪器与物品准备

天平、干棉球、酒精棉球、5ml 注射器、10ml 注射器。

4. 药品准备

10％硫酸镁溶液、5％氯化钙溶液。

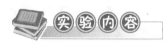

（1）硫酸镁注射过量引起急性中毒。

（2）钙剂用于解救镁离子中毒。

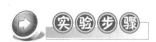

取家兔 1 只,称其体重,观察正常活动及肌张力后,由兔耳静脉缓慢注射 10％硫酸镁溶液

2ml/kg,观察所出现的症状,当家兔行动困难、低头卧倒时,立即由耳静脉缓慢注射5%氯化钙溶液4～8ml,直至四肢立起为止。抢救后可能再次出现麻痹,应再次给钙剂。

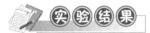
实验结果

表3－11　实验结果

动物	体重	正常活动情况及肌张力	用硫酸镁后症状及肌张力	用氯化钙后活动情况及肌张力
家兔				

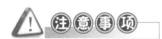
注意事项

(1)在进行耳静脉注射前,应先备皮,利于注射的顺利进行。

(2)硫酸镁急性中毒的首发体征是膝反射消失,使用前应备好抢救药物钙剂。

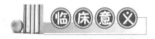
临床意义

硫酸镁是一种较为特殊的药物,其不同的给药途径可产生不同的药理作用,如口服后可产生导泻和利胆作用,注射可产生抗惊厥和降压等作用,外用还可消肿止痛。不论口服或注射起效均较快,但用量过快或过量也易引起急性中毒反应,一旦发生中毒,需立即静脉注射钙盐,并施人工呼吸等抢救措施。

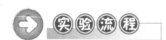
实验流程

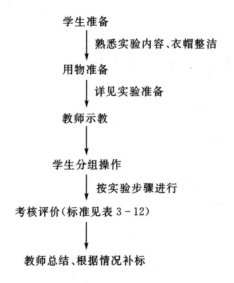

学生准备
↓ 熟悉实验内容、衣帽整洁
用物准备
↓ 详见实验准备
教师示教
↓
学生分组操作
↓ 按实验步骤进行
考核评价(标准见表3－12)
↓
教师总结、根据情况补标

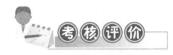考核评价

表 3-12 硫酸镁急性中毒及钙剂的解救考核参考标准

项 目	要 求	量 分	得 分
用物准备	家兔(2~3kg)、干棉球、酒精棉球、5ml 注射器、10ml 注射器、10%硫酸镁溶液、5%氯化钙溶液 (每少一项扣 3 分)	20	
实训操作	①取家兔 1 只,称重,观察正常活动及肌张力	15	
	②用注射器按 2ml/kg 的剂量抽取 10%硫酸镁溶液,由兔耳静脉缓慢注射,并观察所出现的症状	15	
	③当家兔行动困难、低头卧倒时,立即由耳静脉缓慢注射 5%氯化钙溶液 4~8ml,直至四肢立起为止	15	
	④由教师提问,学生口头回答实验原理和注意事项	15	
熟练程度	①操作时间 40 分钟	5	
	②动作规范、准确、熟练	5	
职业规范行为	①服装、鞋帽整洁	3	
	②仪表大方、举止端庄	3	
	③态度严谨、具有良好的团结协作精神	4	
总分		100	

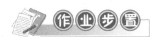作业步置

(1)书写实验报告。

(2)通过对实验结果的分析,讨论护士在临床使用硫酸镁的过程中应注意的问题。

(农玉海)

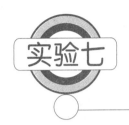

实验七　　　磺胺类药物的
溶解性实验

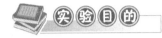

（1）培养学生科学严谨的工作作风和严肃认真的工作态度。

（2）学会观察溶液 pH 值对磺胺类药物溶解性的影响，从而理解尿液的酸碱度与不良反应的关系。

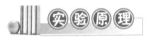

磺胺类药物及其乙酰化代谢产物主要经肾脏排泄，因尿液的酸碱度不同，药物在尿液中的溶解度也不同。在酸性尿中，药物的溶解度低，易析出磺胺类结晶而损害肾脏，但在碱性尿液中，药物的溶解度高，不易析出结晶，故对肾脏的损伤较小。

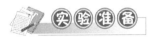

1.学生准备

按实验目的，了解本次实验的原理，预习尿液 pH 值改变对磺胺类药物溶解度的影响及对肾脏的损害。

2.仪器和设备

试管 5 支，滴管 2 支，吸管 1 支，电子天平，pH 试纸若干，试管架。

3.试剂准备

磺胺嘧啶粉，1∶3 醋酸溶液，10%氢氧化钠溶液，蒸馏水。

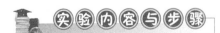

（1）取清洁试管 1 支，加入磺胺嘧啶粉 10mg，再加入蒸馏水 3ml，振摇，观察是否溶解。

（2）向试管中加入 10%氢氧化钠溶液 1～2 滴，边滴边振摇，观察是否溶解，测 pH 值并记录。

（3）向试管中加入 1：3 醋酸溶液 1～5 滴,边加边振摇,观察试管内有何变化？ 测 pH 值并记录。

（4）将上述溶液分为三等份,置于试管①、②、③中。

（5）试管①作为对照管,试管②加 10％氢氧化钠溶液约 3 滴,边滴边振摇,观察有何变化？并记录。试管③加入蒸馏水 3 滴,边加边振摇,有何变化？然后再加蒸馏水 3ml 充分振摇,观察有何变化？ 最后加入少量 10％氢氧化钠溶液结果又如何？ 将结果记录于下表中。

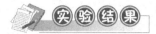

表 3 - 13 实验结果

步骤	药物	是否溶解及 pH 值有何变化
1	加磺胺嘧啶粉 10mg,再加蒸馏水 3ml	
2	加 10％ NaOH 溶液 1～2 滴	
3	加 1：3 醋酸溶液 1～5 滴	
	①对照管	
	②加 10％ NaOH 溶液 3 滴	
	③加入蒸馏水 3 滴	
	再加蒸馏水 3ml	
	最后加少量 10％ NaOH 溶液	

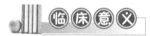

临床上使用的磺胺类药物种类较多,但不同的药物其临床应用不同,如磺胺嘧啶易通过血脑屏障,脑脊液中血药浓度高,可作为流行性脑脊髓膜炎的首选药;磺胺甲噁唑血浆蛋白结合率较高,尿中浓度也较高,适用于治疗泌尿道、呼吸道及消化道感染;磺胺醋酰钠局部应用穿透力强,对眼几乎无刺激性,常用其溶液滴眼,治疗结膜炎、角膜炎、沙眼等;磺胺米隆和磺胺嘧啶银对铜绿假单胞菌有较强的抗菌活性,可用于烧伤感染及烫伤感染的治疗。

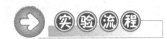

实验流程

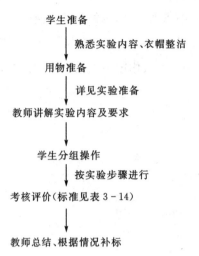

学生准备

↓ 熟悉实验内容、衣帽整洁

用物准备

↓ 详见实验准备

教师讲解实验内容及要求

↓

学生分组操作

↓ 按实验步骤进行

考核评价(标准见表 3－14)

↓

教师总结、根据情况补标

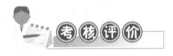

考核评价

表 3－14　磺胺类药物的溶解性实验考核参考标准

项　目	要　求	量　分	得　分
用物准备	试管 5 支,滴管 2 支,吸管 1 支,电子天平,pH 试纸若干,试管架,磺胺嘧啶粉,1∶3 醋酸溶液,10％氢氧化钠溶液,蒸馏水(每少一项扣 3 分)	20	
实验操作	1.加磺胺嘧啶粉 10mg,再加蒸馏水 3ml,振摇,观察是否溶解 2.加 10％ NaOH 溶液 1～2 滴,边滴边振摇,观察是否溶解,测 pH 值并记录 3.加 1∶3 醋酸溶液 1～5 滴,边滴边振摇,观察试管内有何变化,测 pH 值并记录 ①对照管 ②加 10％ NaOH 溶液 3 滴,边滴边振摇,观察有何变化并记录 ③加蒸馏水 3 滴,边滴边振摇,观察有何变化并记录 4.再加蒸馏水 3ml,充分振摇,观察有何变化并记录 5.最后加少量 10％ NaOH 溶液,观察结果并记录 (每错一个具体操作项目或问题扣 8 分)	60	

续表 3 - 14

项　目	要　求	量　分	得　分
熟练程度	①操作时间 20 分钟	5	
	②动作规范、准确、熟练	5	
职业规范行为	①服装、鞋帽整洁	3	
	②仪表大方、举止端庄	3	
	③态度严谨、具有良好的团结协作精神	4	
总分		100	

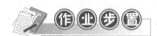

(1)书写实验报告。

(2)分析磺胺类药物对肾脏产生损害的原因及防治措施。

(3)通过对实验结果的观察与分析,讨论护士在临床使用磺胺类药物的过程中应注意的问题。

(农玉海)

实验八 普鲁卡因、丁卡因的表面麻醉作用

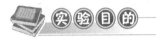

实验目的

(1)培养科学严谨的工作作风和严肃认真的工作态度。

(2)比较普鲁卡因与丁卡因的表面麻醉作用的差异,并联系临床应用。

(3)熟练掌握家兔的滴眼法,学会观察眨眼反射。

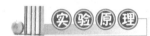

实验原理

表面麻醉是指将穿透力强的局部麻醉药直接点滴或喷涂于黏膜表面,药物穿过黏膜层,使黏膜下感觉神经末梢被麻醉。普鲁卡因和丁卡因均为酯类局麻药,但普鲁卡因对黏膜穿透力弱,不适于表面麻醉,而丁卡因黏膜穿透力强,常用于表面麻醉。

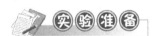

实验准备

1. 学生准备

按实验目的的要求,了解本次实验的目的,预习家兔的滴眼法;了解家兔眨眼反射的观察方法;按实验要求准备药品及器械。

2. 动物

家兔1只。

3. 药品及器械

1%盐酸普鲁卡因溶液、1%盐酸丁卡因溶液、滴管、手术剪、家兔固定器。

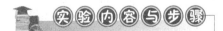

实验内容与步骤

1. 用药前眨眼反射测试

取家兔1只,检查两眼情况,放入家兔固定器中,剪去两眼睫毛,分别用兔须轻触两眼角膜

的上、中、下、左、右 5 个位点,观察并记录正常角膜反射情况(有无眨眼反射)。刺激 5 点都引起眨眼反应记为 5/5(全部阳性),5 点均不眨眼记为 0/5(全部阴性)。

2.用药

用拇指和食指将家兔的左眼下眼睑拉成杯状,并用中指压住鼻泪管,随之滴入 1% 盐酸普鲁卡因溶液 3 滴。轻轻揉动下眼睑,使药液与角膜充分接触,保留 1 分钟后,放手任药液自溢。用同样的方法向右眼滴入 1% 盐酸丁卡因溶液 3 滴。

3.用药后眨眼反射测试

滴药后两眼每隔 5 分钟分别测试眨眼反射 1 次(包括角膜的上、中、下、左、右五个位点),共测 6 次,比较两药麻醉作用有何不同,将实验结果填入下表。

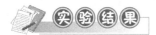

表 3 - 15 结果记录

兔眼	药物	眨眼反射						
		用药前	用药后(min)					
			5	10	15	20	25	30
左	1%盐酸普鲁卡因							
右	1%盐酸丁卡因							

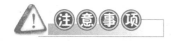

(1)用药点眼时必须压迫鼻泪管,以免药液流入鼻腔经黏膜吸收中毒。

(2)刺激角膜所用的兔须宜软硬适中,并使用同一根兔须的同一端,刺激强度力求一致。

(3)刺激角膜时不可触及眼睑,以免影响实验结果。

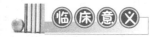

普鲁卡因是临床上较为常用的局部麻醉药,因其穿透力较弱,不易被黏膜吸收而不用于表面麻醉,常用于浸润麻醉、传导麻醉、腰麻和硬膜外麻醉,但由于麻醉作用时间相对较短,偶尔产生过敏反应,目前在临床上逐渐被利多卡因所代替。丁卡因的黏膜穿透力强,主要用于表面麻醉,但因其毒性大,一般不用于浸润麻醉。

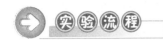

实验流程

学生准备
↓ 熟悉实验内容、衣帽整洁
用物准备
↓ 详见实验准备
教师讲解、示教

↓

学生分组操作
↓ 按实验步骤进行
考核评价(标准见表 3-16)

↓

教师总结

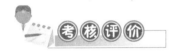

考核评价

表 3-16 普鲁卡因、丁卡因的表面麻醉作用比较考核参考标准

项 目	要 求	量 分	得 分
用物准备	家兔1只、1%盐酸普鲁卡因溶液、1%盐酸丁卡因溶液、滴管、手术剪、家兔固定器(每缺一项扣3分)	20	
实验操作	①取家兔1只,检查两眼情况,固定,剪去两眼睫毛 ②触两眼角膜的上、中、下、左、右5个位点,观察并记录正常眨眼反射 ③用拇指和食指将家兔的左眼下眼睑拉成杯状,中指压住鼻泪管,随之滴入1%盐酸普鲁卡因溶液3滴,轻轻揉动下眼睑,使药液与角膜充分接触,保留1分钟后,放手任药液自溢 ④向右眼用同样方法滴入1%盐酸丁卡因溶液3滴 ⑤滴药后两眼每隔5分钟分别测试眨眼反射1次(包括角膜的上、中、下、左、右5个位点),共测6次,观察并记录结果 ⑥分析结果 (每错一个具体操作项目扣10分)	60	

续表 3 – 16

项　目	要　求	量　分	得　分
熟练程度	①操作时间 40 分钟	5	
	②动作规范、准确、熟练	5	
职业规范 行为	①服装、鞋帽整洁	3	
	②仪表大方、举止端庄	3	
	③态度严谨、具有良好的团结协作精神	4	
总分		100	

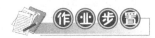

(1)书写实验报告。

(2)通过对实验结果的观察及分析,讨论护士临床使用局麻药的过程中应注意的问题。

(农玉海)

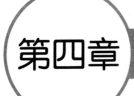

第四章 药物学模拟临床实训

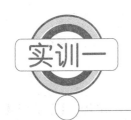

实训一 抗菌药的处方分析

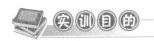

（1）培养学生科学严谨的工作作风和严肃认真的工作态度。

（2）熟练掌握处方的结构、能解读处方；掌握配伍禁忌、联合用药。

（3）掌握初步分析抗菌药处方是否合理的能力。

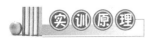

抗菌药物在临床上使用范围广、频率高，正确合理的使用抗菌药物将能充分发挥药物的治疗作用，避免或减少药物的不良反应，延缓耐药性的产生。

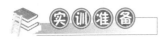

1. 学生准备

按实训目的，预习处方的相关知识及合理用药；衣帽整洁。

2. 教师准备

按实训目的，准备好有关处方的教学文件；拟定实训方法；做好处方分析的相关材料；处方若干份等。

3.药品准备

异烟肼片、利福平片、吡嗪酰胺片、青霉素钠注射液、10％葡萄糖注射液、0.9％氯化钠注射液、青霉素皮试针、庆大霉素注射液、呋塞米注射液、5％葡萄糖氯化钠注射液等。

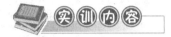

1.常见抗菌药处方不合理的类型

(1)存在配伍禁忌,如粉针剂使用溶媒不当(红霉素注射剂＋生理盐水)。

(2)联合用药疗效降低,如青霉素＋四环素。

(3)联合用药毒性增强,如链霉素＋庆大霉素。

(4)特殊人群用药不当或过量。

(5)处方内容不完整。

2.处方讨论

根据老师给出的病例,讨论处方是否合理,说明理由。

病例一　张女士,43岁,近2个月来出现午后低热、夜间盗汗、全身乏力,近3周又出现咳嗽咳痰、痰中带有血丝。体温37.8℃、痰结核分枝杆菌阳性,诊断为:肺结核。医嘱:

①异烟肼片 0.3g　　　　1次/日　　　清晨空腹顿服

②利福平片 0.45g　　　 1次/日　　　清晨空腹顿服

③吡嗪酰胺片 0.5g　　　3次/日　　　口服

病例二　王先生,26岁,打完篮球直接洗冷水澡,受凉后突发寒战、高热、胸痛、咳嗽、咳铁锈色痰前来就诊,经血常规及胸片检查,诊断为:大叶性肺炎。医嘱:

①青霉素钠注射液　　　 800万×3

②10％葡萄糖注射液 250ml

用法:静滴,一日1次。

病例三　何女士,65岁,心衰、肾功能不全,近3天出现低热、尿频尿急、尿痛,尿细菌培养为大肠埃希菌,诊断为:心衰、肾功能不全合并急性尿路感染。医嘱:

①硫酸庆大霉素注射液　　　8万U×6

用法:一次8万U,一日2次,肌注。

②呋塞米注射液 20mg×5

5％葡萄糖氯化钠注射液 500ml

用法:一日1次,静滴。

3.考核评价、总结

根据抗菌药物的处方分析考核参考标准进行考核评价和总结。

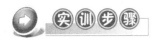

(1)教师简介抗菌药处方不合理的类型。

(2)学生分为4～5人一组,先阅读老师发给的病例及处方,结合学过的药物知识及药品说明书,判断处方是否合理,并说明理由。

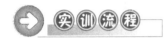

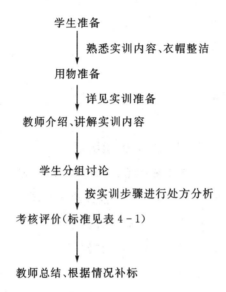

学生准备

熟悉实训内容、衣帽整洁

用物准备

详见实训准备

教师介绍、讲解实训内容

学生分组讨论

按实训步骤进行处方分析

考核评价(标准见表4－1)

教师总结、根据情况补标

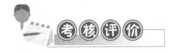

表4－1 抗菌药物的处方分析考核参考标准

项　目	要　求	量　分	得　分
用物准备	所给处方中的药品:异烟肼片、利福平片、吡嗪酰胺片、青霉素钠注射液、10%葡萄糖注射液、0.9%氯化钠注射液、青霉素皮试针、庆大霉素注射液、呋塞米注射液、5%葡萄糖氯化钠注射液 (每少一项扣2分)	20	
实训操作	①分别抽取2张处方,阅读 ②说出处方是否合理 ③说明理由	60	

续表 4 - 1

项　目	要　求	量　分	得　分
熟练程度	①操作时间 10 分钟	5	
	②动作规范、准确、熟练	5	
职业规范 行为	①服装、鞋帽整洁	3	
	②仪表大方、举止端庄	3	
	③态度严谨、具有良好的团结协作精神	4	
总分		100	

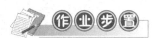

书写实训报告。

（农玉海）

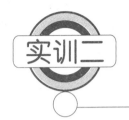

镇痛药、解热镇痛药的用药护理

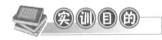

（1）通过病例讨论，熟悉镇痛药、解热镇痛药的作用、适应证及不良反应。

（2）学会镇痛药、解热镇痛药的用药护理。

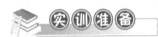

1. 学生准备

复习镇痛药和解热镇痛药的分类、作用、用途、不良反应及用药注意事项。

2. 用物准备

药品：哌替啶、阿司匹林、布洛芬等；药品说明书若干份；病例若干个。

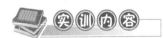

（1）认识常用的各种剂型的镇痛药和解热镇痛药如哌替啶、阿司匹林等。

（2）病例讨论。

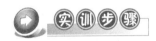

1. 药品认识

认识常见各种剂型的镇痛药、解热镇痛药。

2. 阅读说明书并总结

阅读镇痛药及解热镇痛药的药品说明书，总结不良反应及注意事项。

（1）镇痛药：哌替啶、吗啡。

（2）解热镇痛药：阿司匹林、布洛芬。

3.病例讨论

病例一　王某,男,50岁,自述午餐进食油炸豆腐,约1小时后突然感到右上腹阵发性绞痛,急来医院就诊,医生诊断为胆绞痛,并给予阿托品0.5mg和哌替啶50mg肌内注射治疗。根据病例,提出用药依据、用药护理及用药注意事项。

病例二　谭某,女,55岁。关节痛三年,加重一月。以四肢小关节疼痛为主,且有关节皮肤发热、发红、阴天雨天加剧,指关节变性不能屈伸,四肢活动受限,尤其以晨僵硬重。X线片显示双手指关节间隙变窄。诊断类风湿性关节炎,并给予阿司匹林治疗(每次1g,每天4次)。根据此病例说出用药护理及注意事项。

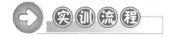

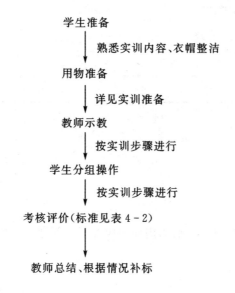

```
学生准备
  │
  └─ 熟悉实训内容、衣帽整洁
用物准备
  │
  └─ 详见实训准备
教师示教
  │
  └─ 按实训步骤进行
学生分组操作
  │
  └─ 按实训步骤进行
考核评价(标准见表4-2)
  │
  ↓
教师总结、根据情况补标
```

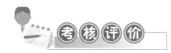

详见考核评价标准。

表4-2　镇痛药、解热镇痛药的用药护理考核参考标准

项　目	要　求	量　分	得　分
用物准备	①病历2份:患者使用镇痛药的病例,患者使用解热镇痛药的病例	10	
	②相应药品2种	10	

项　目	要　求	量　分	得　分
实训操作	分析病例,回答问题: ①为什么要联合用药 ②药物有哪些不良反应 ③禁忌证 ④应采取哪些用药护理 (每回答错一个问题扣 10 分)	10 20 10 20	
熟练程度	①操作时间 20 分钟 ②回答问题迅速、准确	5 5	
职业规范 行为	①服装、鞋帽整洁 ②仪表大方、举止端庄 ③态度认真	4 3 3	
总分		100	

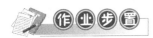

(1)书写实训报告。

(2)通过病例分析,总结护士在临床用药中应注意的问题。

（黄瑰丽　谢慧鹏）

血液系统药的用药护理

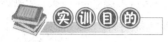

（1）熟悉常用的抗贫血药及抗凝药的种类及其作用、适应证和不良反应。

（2）通过病例讨论学会抗贫血药及抗凝血药的用药护理。

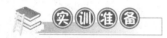

1. 学生准备

提前复习血液系统药物的作用、适应证、不良反应及注意事项；衣帽整洁。

2. 用物准备

常用的各种剂型的抗贫血药和抗凝血药及其使用说明书若干份、血液系统疾病病例若干份。

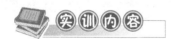

一、血液系统常用药物种类

1. 抗贫血药

维生素 B_{12} 注射液、叶酸片、复方枸橼酸铁铵糖浆、富马酸亚铁颗粒、硫酸亚铁、葡萄糖酸亚铁。

2. 抗凝血药及溶栓药

肝素钠注射液、华法林、链激酶或尿激酶、蝮蛇抗栓酶、氯吡格雷、阿司匹林、低分子量肝素钠注射液。

二、抗贫血药用药护理

1. 饮食

按照贫血患者饮食原则,结合引起贫血的原因补充缺乏物质和调整饮食结构。如对于营养不良性贫血,给予富含铁、叶酸或维生素 B_{12} 的饮食;口腔炎、舌炎患者进温热软食。重型再障患者有出血倾向,宜给予无渣半流体食物;高热或消化道出血时,应给予无渣或流质饮食;消化道出血严重时,应禁食。

2. 评价药物疗效及预防不良反应

口服铁剂时,应饭后服用,以减少胃肠道不良反应,禁与茶、牛奶、抗酸药等同服,以免影响吸收;口服铁剂为溶液时,应用吸管服,以免牙齿染色;肌内注射铁剂时,应深部肌肉注射。维生素 B_{12} 可致过敏反应,甚至引起过敏性休克;促进恶性肿瘤生长;遇维生素 C、重金属盐类失效;偶可引起皮疹、瘙痒、腹泻及哮喘等;恶性贫血内因子缺乏,影响维生素 B_{12} 的肠道吸收,必须肌内注射给药;能加速核酸降解,使血尿酸升高,诱发痛风;用药期间应注意低血钾。

三、病例讨论

病例一 刘女士,45 岁,因月经过多 3 天入院。查体:口唇、面色苍白,血压 120/70mmHg,心率 90 次/分。血液检查:红细胞 2.9×10^{12}/L,血红蛋白 80g/L。

诊断:月经过多并缺铁性贫血。

病例二 陈先生,61 岁,阵发性胸痛 1 年,持续胸痛 1 小时入院。查体:血压 138/90mmHg,心率 88 次/分,心、肺(一),心电图显示 V1 - V4 ST 段弓背向上抬高。

诊断:急性心肌梗死。

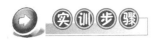

(1)学生阅读实训内容。

(2)认识各种剂型的抗贫血药和抗凝血药;阅读使用说明书。

(3)病例讨论。

(4)考核评价。

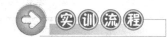 实训流程

学生准备

　　熟悉实训内容、衣帽整洁

用物准备

　　详见实训准备

学生认识常用的各种剂型的抗贫血药和抗凝血药

　　进行分类

学生分组阅读使用说明书

　　适应证、规格、用法用量、不良反应、禁忌
　　注意事项、有效期、临床护理注意事项

学生分组病案讨论

考核评价(标准见表4-3)

教师总结、根据情况补标

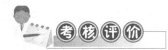 考核评价

详见考核参考标准。

表4-3　血液系统药的用药护理考核参考标准

项　目	要　求	量　分	得　分
用物准备	抗贫血药3种、抗凝血药3种,说明书若干份,病例1份(每缺一项扣1分)	20	
实训操作	①找出或说出常用的抗贫血药和抗凝药	20	
	②抽一份药品使用说明书,让学生说出药物的适应证、规格、用法用量、不良反应、禁忌、注意事项、有效期	20	
		20	
	③阅读病历,说出用药护理(每错一个项目或问题扣7分)		

项　目	要　求	量　分	得　分
熟练程度	①操作时间 20 分钟	5	
	②回答流利、准确	5	
职业规范行为	①服装、鞋帽整洁	3	
	②仪表大方、举止端庄	3	
	③态度认真	4	
总分		100	

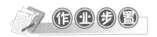

书写实训报告：

(1)写出讨论过程及结果。

(2)写出护士在临床用药中的注意事项。

（李翠琼　龙昶文）

糖皮质激素的用药护理

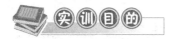

（1）分析糖皮质激素的治疗作用与不良反应的关系。

（2）通过病例讨论掌握糖皮质激素的不良反应及用药注意事项。

（3）学会糖皮质激素用药护理宣教。

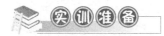

1.学生准备

提前复习糖皮质激素的作用、适应证、不良反应；衣帽整洁。

2.用物准备

糖皮质激素药品使用说明书若干份、使用糖皮质激素病例若干份。

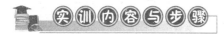

1.认识常见的各种剂型的糖皮质激素类药物

氢化可的松、可的松、泼尼松、泼尼松龙、地塞米松、倍他米松等。

2.学习糖皮质激素类药品说明书

阅读糖皮质激素类药品说明书，熟悉其作用、用途、不良反应。

3.病例讨论

患者王某，女，60岁。因类风湿性关节炎，口服波尼松治疗，每次10mg，1日3次，连续服药3个月，关节疼痛缓解。但近2日来突然发热、咳嗽咳痰，经X线胸片检查诊断为肺炎。因而停用波尼松，改用青霉素治疗。停用波尼松后，患者关节疼痛加重，加用布洛芬后缓解。

讨论：

（1）患者为什么会患肺炎？

（2）停用激素后为什么关节疼痛加重？

（3）长期使用激素还会出现哪些不良反应？

（4）在给患者使用激素类药物的过程中,应做好哪些用药护理宣教？

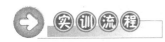

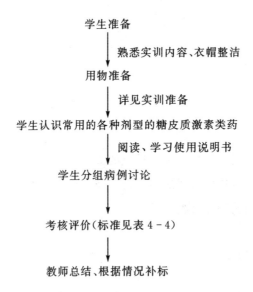

学生准备

↓　熟悉实训内容、衣帽整洁

用物准备

↓　详见实训准备

学生认识常用的各种剂型的糖皮质激素类药

↓　阅读、学习使用说明书

学生分组病例讨论

↓

考核评价(标准见表4－4)

↓

教师总结、根据情况补标

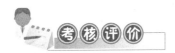

详见考核参考标准。

表4－4　糖皮质激素的用药护理考核参考标准

项　目	要　求	量　分	得　分
用物准备	各种剂型糖皮质激素类药品(10种) (每缺一项扣1分)	10	
	使用说明书10份、病例10份 (每缺一项扣0.5分)	10	
实训操作	①抽取1个药品,让学生说出其治疗作用	20	
	②抽取1份药品使用说明书,让学生说出药物的适应证、规格、用法用量、不良反应、禁忌、注意事项、有效期	20	
	③抽1个病例,让学生说出临床护理注意事项 (每做错一个具体操作项目或问题扣10分)	20	

续表 4－4

项　目	要　　求	量　分	得　分
熟练程度	①操作时间 20 分钟	5	
	②回答流利、准确	5	
职业规范 行为	①服装、鞋帽整洁	3	
	②仪表大方、举止端庄	3	
	③态度认真	4	
总分		100	

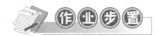

书写实训报告：

(1)写出讨论过程及结果。

(2)写出糖皮质激素的用药护理。

（李翠琼　李　金）

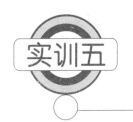

实训五　用药咨询——问病荐药（模拟药房实践）

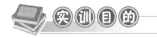

（1）掌握"问病荐药"的基本流程与方法。

（2）熟悉常用药物的适应证、禁忌证、不良反应和副作用，了解用法和剂量。

（3）了解常见病证的特点，能根据药房现有药品进行推荐与用药咨询指导。

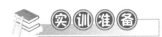

1.学生准备

学生课前认真预习，熟悉场地和药品，实训分两人一组，抽签决定营业员和患者，抽签选情景，3分钟准备后进行表演。

2.环境准备

模拟药房、药品柜、药品架、处方。

3.药品准备

各类常用药品（包括药品盒、药品瓶等）500种。

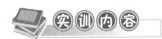

1."问病荐药"的概念

"问病荐药"是药店为广大群众提供药学服务的重要方式之一，系指不需医生处方而根据患者所求，由具有一定医药理论水平和实践经验的药学技术人员，根据患者主诉以及对患者的问诊和望诊，初步诊断后售给患者的非处方药，并指导患者合理用药。对于购买非处方药者应按照以下的逻辑顺序提供相关的咨询服务：疾病询问→疾病评估→相关药品推介→合理用药指导→生活指导、健康教育（温馨提示）。

2.问病内容

详细询问患者临床症状、持续时间、诱因及家族史、遗传史等；问病史，是否做过检查、使用过药品、效果如何等；问病后的一般情况，睡眠、大便、体重、精神有无变化等；必要时询问患者的职业,女性的月经周期,有无白带等;做出初步诊断并阐明原因。

3.问病要点

(1)态度 认真聆听,态度和蔼,热情耐心,让患者感到被尊重并值得信赖。

(2)用语技巧 语言通俗易懂,服务用语恰当,多用短句沟通,避免使用暗示性语句,如"你上腹部的疼痛向左肩放射吗?"应改成"你腹部疼痛时对别的部位有影响吗"。

(3)适时思考 问病中边观察患者,边分析患者的陈述,抓住主要症状,并能快速鉴别,做出初步诊断。

(4)注意掌握时间 问病时间不宜过长,提供的信息不宜过多,可事先准备好一些宣传资料,咨询时发给患者,节省谈话时间,方便患者了解。

(5)关注特殊人群 对特殊人群,如老年人、小儿、孕妇、少数民族等,需要特别详细询问既往用药史。

4."问病荐药"训练

(1)既定案例演练 教师可事先准备好感冒、高血压、咳嗽、消化道疾病、尿路感染、慢性咽喉炎、足癣、失眠等既定情景销售过程对话或视频给学生进行模拟表演训练,如:

营业员:你好! 请问我能帮助您什么?

患者:我想买感冒药。

营业员:请问您有哪些不舒服的症状?

患者:我有点鼻塞,打喷嚏,鼻子发痒。

营业员:这些症状持续多长时间?

患者:有2天了。

营业员:流鼻涕吗?

患者:流,清水鼻涕。

营业员:您有没有头痛、全身酸痛或肌肉酸痛现象?

患者:有点,主要是头有点不适。

营业员:有没有发热?

患者:在家里测量过,不发热。

营业员:咽喉痛吗? 有没有口渴?

患者:咽喉不痛,也没有特别口干的感觉。

营业员:有没有咳嗽?

患者:稍有点。

营业员:有痰吗?

患者:有些,但不多,也容易咳出来。

营业员:您这两天吃饭怎么样?

患者:胃口不好。

营业员:你在这之前有过劳累或受凉吗?

患者:有,生病前一天下班后,洗了冷水澡,第二天起来,就感觉不对了。

营业员:你除了感冒症状外,还有没有哪里不舒服?

患者:没有。

营业员:你自己服用过什么药?

患者:用过维C银翘片,但没有用。

营业员:你之前是否有过药物过敏?

患者:没有。

营业员:你有没有其他疾病? 如胃病?

患者:也没有。

营业员:从您的症状看,您这是普通的感冒,属于风寒感冒型,您服用的维C银翘片可治疗风热型感冒,所以服用这个药效果不好。请您到这边来,我给您介绍几种中成药。您可选用风寒感冒冲剂,您服用之前仔细阅读说明书,在服药期间,需要多喝开水,注意保暖。

患者:我想买些西药,西药治疗快些。

营业员:您可以选用复方药,我给您推荐复方盐酸伪麻黄碱缓释胶囊(新康泰克),它可减轻感冒引起的鼻塞、流涕和打喷嚏;口服,一日2粒,早晚各1粒。

患者:有没有不良反应?

营业员:服用复方盐酸伪麻黄碱缓释胶囊的过程中,容易出现困倦、口干、胃不舒服、乏力、头晕、大便干燥等轻微的不良反应,所以每天的药量不要超过2粒,服用时间不要超过3~7日,感冒症状消失后就要停止用药,用药期间要多喝水,如症状加重,请及时就医。

患者:请问多少钱一盒?

营业员:9元钱一盒。

患者:除了这个药外,还有没有其他药?

营业员:有,像扑伪麻片,也可有效地缓解您的感冒症状,这个药也是口服,一日3次,一次1片。

患者:价格呢?

营业员:价格稍贵一点,10元一盒。

患者:好吧,给我拿一盒复方盐酸伪麻黄碱缓释胶囊。

营业员:好的,请到收银台付钱,如果用药过程中还有什么问题,请来咨询,几天不见好转的话,请去医院就诊。祝您早日康复,请慢走。

(2)案例分析演练

①患者为中学生,临近考试,由于过于紧张和劳累,加上前一天上学淋雨,现在感觉头痛,在家测体温,38.5℃,怀疑自己感冒,想买一些治疗感冒的药品。

②患者为一女中学生,临近中考,经常紧张、恐惧,此次例假来临,顿觉头痛、腰痛、肚子疼

伴随失眠,想买一些治疗痛经的药品。

③患者为一中年男性,最近经常出现上腹部疼痛、恶心、反酸、嗳气、呕吐等症状,怀疑自己得了胃病,来药店购买治疗胃病的药品。

④患者为一青年男性,晚上和朋友在外大排档吃饭后,出现腹泻、腹痛,遂来药店购买药品。

⑤患者为一青年男性,全身风疹块,瘙痒难耐,自觉过敏,要求买抗过敏药。

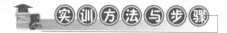 **实训方法与步骤**

(1)学生先熟悉药品陈列。

(2)学生进行"问病荐药"情境练习(角色扮演),老师一旁观察。

分两人一组,一人扮演患者,一人扮演营业员。

患者陈述病情,营业员进行询问。营业员根据询问情况进行判断,在药房相应药柜上取药,进行药品推荐和指导,包括适应证、用法、用量、不良反应、注意事项。

(3)学生分组讨论,指出"问病荐药"的成功和不足之处,每组推出一个同学做总结发言。

(4)教师考评与总结。教师评定考试成绩:既定案例模拟表演和案例分析表演成绩按1∶1综合考评,对此次实训进行点评、总结。

(5)实训完毕后整理。

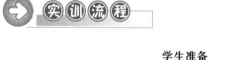 **实训流程**

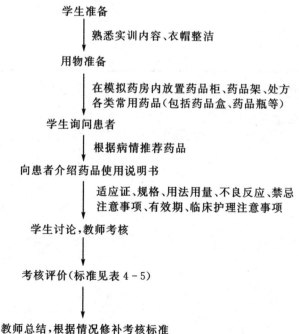

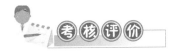考核评价

详见考核参考标准。

表 4－5　用药咨询——"问病荐药"考核参考标准

项 目	要 求	量 分	得 分
用物准备	在模拟药房内按照 GSP 的要求进行小型分类摆放药品（包括药品盒、药品瓶等） （最少 20 种药品，缺少 1 种扣 1 分，摆放位置错误扣 2 分）	10	
实训操作	①患者：主诉清楚，回答问题简明扼要	5	
	②营业员：询问患者语言通俗，要点全面	10	
	③能根据询问情况选择用药，并正确说出推荐用药依据，准确快速取药	20	
	④正确指导用药，包括用法、用量、不良反应、注意事项	20	
	⑤迎送患者用语恰当	5	
	⑥实训完毕后整理实训用药	5	
熟练程度	①操作 20 分钟内完成	5	
	②摆放药品整齐有序，问答流利、准确	5	
职业行为规范	①服装、鞋帽整洁	5	
	②仪表大方、举止端庄	5	
	③态度和蔼	5	
总分		100	

注：出现疾病判断错误、推荐药错误，出现配伍禁忌等严重情况的，均不给分，允许重新准备。

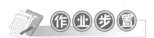作业布置

书写实训报告。

（吕　颖）

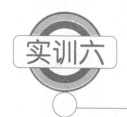

实训六　新药学习(模拟药房实践)

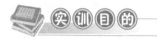

(1)了解新药的药理作用、用法、副作用、不良反应、注意事项。

(2)能对新药进行推荐。

(3)培养学生学习新药的能力。

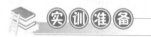

1.学生准备

提前预习、衣帽整洁。

2.环境准备

在模拟药房内放置药品柜、药品架、新药处方。

3.药品准备

各类新药药品,包括药品盒、药品瓶等。

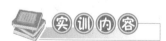

(1)对药房所有新药进行分类。

(2)按照类别进行摆放。

(3)认真阅读药品说明书,重点在品名、成分、性状、作用类别、适应证、用法用量、不良反应、禁忌、注意事项、药物相互作用、药理作用、贮藏、有效期、批文等项目。

(4)根据说明书推荐药品。

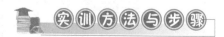

(1)一个同学模拟患者。

(2)其余同学派代表进行询问。

（3）根据询问情况，判断用什么药品。

（4）患者提出要老牌药品。

（5）学生推荐新药，根据药品说明书给患者指导。

（6）患者决定使用新药时，给患者讲清楚用法用量、不良反应、禁忌、注意事项、药物相互作用、药理作用、贮藏、有效期。

（7）实训完毕后整理。

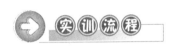

学生准备

熟悉实训内容、衣帽整洁

用物准备

在模拟药房内放置药品柜、药品架、处方
各类新药药品（包括药品盒、药品瓶等）

学生询问患者

根据病情推荐药品

向患者介绍药品使用说明书

适应证、规格、用法用量、不良反应、禁忌
注意事项、有效期、临床护理注意事项

考核评价（标准见表 4 - 6）

根据情况补标

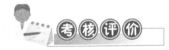

详见考核参考标准。

表 4 - 6　新药学习考核参考标准

项　目	要　求	量　分	得　分
用物准备	在模拟药房内放置药品柜、药品架、处方 各类新药药品（包括药品盒、药品瓶等） （最少 20 种药品，缺少 1 种扣 1 分）	20	

续表 4 - 6

项　目	要　　求	量　分	得　分
实训操作	①在模拟药房内按照 GSP 的要求进行小型分类摆放药品 ②一个同学扮演患者,进行询问 ③根据询问情况判断用药,在药房相应药柜上取新药 ④药品推荐和指导,包括适应证、用法、用量、不良反应、注意事项 ⑤实训完毕后整理实训用物 (每错一个具体操作项目或问题扣 10 分)	60	
熟练程度	①操作时间 20 分钟 ②回答流利、准确	5 5	
职业规范 行为	①服装、鞋帽整洁 ②仪表大方、举止端庄 ③态度认真	3 3 4	
总分		100	

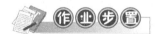

书写实训报告:

(1)列举所学的新药。

(2)介绍一种新药(药名、药动学、药效学)。

(李翠琼　黄中天)

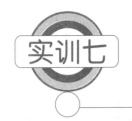

药品说明书的学习
（模拟药房实践）

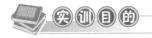

（1）学会阅读药品说明书，能正确解读药品说明书中各项目的含义。

（2）结合药品说明书指导用药护理工作。

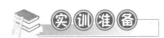

1. 学生准备

提前预习、衣帽整洁。

2. 环境准备

在模拟药房内放置药品柜、药品架、药品处方。

3. 药品准备

各类常用药品（包括药品盒、药品瓶等）及说明书。

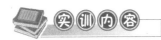

医护人员在使用药品前未仔细阅读说明书或不能正确利用药品说明书指导临床用药，存在经验用药和盲目用药的情况，易导致医疗纠纷和安全隐患。因此，在指导患者用药和使用药品前，医护人员要学会看药品说明书。

说明书内容包括【药品名称】【成分】【性状】【适应证】【用法用量】【不良反应】【禁忌】【注意事项】【相互作用】【临床试验】【药理毒理】【药代动力学】【药物相互作用】【储藏】【包装】【有效期】【执行标准】【批准文号】【生产企业】等内容。

药品说明书样本：

奥美拉唑肠溶胶囊说明书

请仔细阅读说明书并在医师指导下使用

对本品过敏者、严重肾功能不全者禁用，肝肾功能不全者慎用，孕妇一般不用，对哺乳期妇女也应慎用。

【药品名称】
通用名称：奥美拉唑肠溶胶囊
英文名称：Omeprazole Enteric Capsules
汉语拼音：Aomeilazuo Changrongjiaonang

【成份】 本品主要成份为：奥美拉唑，其化学名称为：5-甲氧基-2-[[4-甲氧基-3,5-二甲基-2-吡啶基]甲基亚磺酰基]-1H-苯并咪唑。

化学结构式：

分子式：$C_{17}H_{19}N_3O_3S$
345.42

【性状】 本品内容物为白色或类白色肠溶小丸或颗粒，本品为肠溶胶囊剂，内容物为类白色粉末。

【适应证】 适用于胃溃疡、十二指肠溃疡、应激性溃疡、反流性食管炎和卓-艾综合征（胃泌素瘤）。

【规格】 20mg

【用法用量】 口服，不可咀嚼。
(1) 消化性溃疡：一次20mg（一次1粒），一日1～2次，每日晨起顿服或早晚各一次。胃溃疡疗程通常为4～8周，十二指肠溃疡疗程通常为2～4周。
(2) 反流性食管炎：一次20～60mg（一次1～3粒），一日1～2次。晨起吞服或早晚各一次。疗程通常为4～8周。
(3) 卓-艾综合征：一次60mg（一次3粒），一日1次，以后每日总剂量可根据病情调整为20～120mg（1～6粒），若一日总剂量超过80mg（4粒）时，应分为两次服用。

【不良反应】 本品耐受性良好，常见不良反应包括：腹泻、头痛、恶心、胃肠胀气及便秘，偶见血清氨基转移酶（ALT、AST）增高、皮疹、瘙痒、嗜睡、失眠等。上述不良反应通常较轻，可自动消失。长期治疗，在有些病例中可发生胃粘膜细胞增生和萎缩性胃炎。

【禁忌】 对本品过敏者、严重肾功能不全者禁用。

【注意事项】
(1) 治疗胃溃疡病时，应首先排除溃疡型胃癌的可能。因用本品治疗可减轻其症状，从而延误治疗。
(2) 肝肾功能不全者慎用。
(3) 本品为肠溶胶囊，服用时请注意不要嚼碎，以防止药物颗粒过早在胃内释放而影响疗效。
(4) 本品对光、热敏感，建议20℃以下保存。

【孕妇及哺乳期妇女用药】 虽然动物实验表明，本品无胎儿毒性或致畸作用，但对孕妇一般不用，对哺乳期妇女也应慎用。

【儿童用药】 尚无儿童用药的经验，不推荐儿童使用。

【老年用药】 本品未进行该项实验且无可靠参考文献。

【药物相互作用】 本品可模拟肝脏代谢药物在体内的消除，如安定、苯妥英钠、华法令、硝苯吡啶，否本品和上述药物一起使用时，应减少后者的用量。

【药物过量】 本品未进行该项实验且无可靠参考文献。

【药理毒理】 质子泵抑制剂，本品为脂溶性弱碱性药物，易浓集于酸性环境中，因此口服后可特异地分布于胃壁细胞酸性细胞的分泌小管中，并在此高酸环境下转化为亚磺酰胺的活性形式，然后通过二硫键与壁细胞分泌膜中的H+、K+-ATP酶（又称质子泵）的巯基呈不可逆性的结合，生成亚磺酰胺被H+离子泵的复合物，从而抑制该酶活性，阻断胃酸分泌的最后步骤。因此本品对基础胃酸和各种刺激引起的胃酸分泌具有强而持久的抑制作用。

【药代动力学】 口服本品后，经小肠吸收，1小时内起效，0.5～3.5小时内血药浓度达峰值，作用持续24小时以上，可分布到肝、胃、肾、十二指肠、甲状腺等组织，且易通过胎盘。通常单剂量生物利用率约35%，多剂量可增至约60%，血浆蛋白合率为95%～96%。血浆半衰期为0.5～1小时。慢性肝病者为3小时。本品在体内经肝脏微粒体细胞色素P450氧化酶系统代谢，代谢物约80%经肾排泄，其余由胆汁分泌后从粪便排泄。

【贮藏】 遮光，密封，在干燥处保存。

【包装】 铝箔包装，7粒×1板/盒，7粒×2板/盒，7粒×3板/盒，口服固体药用聚乙烯瓶包装，28粒×1瓶/盒，40粒×1瓶/盒，铝塑铝包装，12粒×1板/盒。

【有效期】 24个月

【执行标准】 《中国药典》2010年版第一增补本

【批准文号】 国药准字H20033484

【生产企业】
企业名称：修正药业集团长春高新制药有限公司
生产地址：长春市高新开发区蔚蓝路1239号
邮政编码：130103
电话号码：0435-3943017
400-7070777（时间，8:00～20:00～20:
传真号码：0435-3943041
网 址：www.china-xiuzheng.com

1. 药品名称

药品名称包括通用名（中文汉字、拼音、英文）、商品名和化学名。通用名称是国家药典采用的法定名称，不论哪个厂家生产的同种药品都只能使用该名称，一种药品只有一个通用名。商品名称是药厂通过注册受法律保护的专有药名。护理人员在"三查七对"过程中，应注意使用通用名来确认。

2. 药品的成分

药品说明书应当列出全部活性成分或者组方中的全部中药药味，患者同时服用多种同类药物时更应关注"成分"信息，避免重复用药，因重复用药造成的超剂量问题应及时反馈医师。

3. 药品性状

打开药品包装后，仔细核对药品性状，应与说明书描述一致。如：片剂是否有裂片、变色、花斑、霉变。注射剂是否有异物、浑浊、结块、沉淀、漏液，发现异常应立即停止使用，退回药房。

4. 适应证和功能主治

适应证和功能主治又称药物作用与用途，中成药用功能主治表示。注意查看适应证与患者本人实际所患疾病是否相符，如果发现不相符合甚至有明显反作用的应及时停药，并向主管医师确认。

5. 药品剂型和规格

同种成分药会有不同剂型和规格，护理人员使用药物过程中应查对药品剂型和规格，通过

"瓶"或"支"等数量概念来更换药品或进行临床用药,易造成药物用法用量错误。

6.用量和用法

查对医嘱用法用量与说明书是否相符,注意不同药物剂型的不同给药方式。口服药注意给药次数和间隔时间,注射剂注意区分肌内注射和静脉滴注,结合患者实际状况分析,及时与医师沟通,再进行剂量调整。

7.药品不良反应

使用药品前,根据病例先了解患者病史、用药史、家族史等基本情况。对照药品说明书中的不良反应项目,提前做好用药宣教,观察和辨别患者的用药变化,及时处置已发生的不良反应。

8.禁忌

根据患者实际病情,对特殊患者进行详细定位,把握药品慎用、忌用、禁用之间的适用情况,发现问题及时与医师沟通,防止错误用药。

9.使用方法和注意事项

重点了解药品是否需要皮试,不能凭经验用药。明确药品的使用途径,配制不同药物的液体制剂时,清楚使用的溶媒、使用浓度及给药(输注)速度。

10.药物相互作用

对照说明书相关项目说明,有配伍禁忌的药品不能混合配制使用,注意更换液体的先后顺序,对医嘱有疑问应及时反馈医师。

11.药品贮藏条件

严格按照药品贮藏要求保管药品,区分阴凉处、冷处、常温的含义,避免药品在科室流转过程中因保存不当发生变化导致失效甚至产生毒副作用。

12.药品有效期

说明书上一般表述为"有效期××个月",标签上一般表述为"有效期至××年××月"或"有效期至××年××月××日",如标有"有效期至 2016 年 7 月",该药可用到 2016 年 7 月 31日,如标有"失效期:2016 年 7 月",则该药只能用到 2016 年 6 月 30 日。查对过程中如发现过期药品应立即停止使用,退回药房。

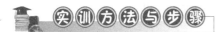

1.学生分组学习

教师给每组学生 10 种不同的药品名称,让学生在模拟药房中找出相应的药品说明书并阅读学习,学习实训内容,联系护理工作中药品说明书的作用。

2.说明书的解读

教师每组随机抽取 2 份说明书,根据说明书内容进行一对一问答。

3. 填写说明书

每位学生现场抽签填写一种药品说明书(表4-7)。

4. 教师考评与总结

教师按现场问答和填写说明书进行综合考评,对此次实训进行点评、总结。

5. 整理用物

实训完成后整理实训用物。

表4-7　药品说明书填写表

通用名		商品名		化学名	
剂型			规格		
主要临床适应证					
用法用量					
主要不良反应					
注意事项及禁忌					
特殊人群用药					
药品相互作用					
贮藏条件					
生产日期(有效期)					
生产厂家					

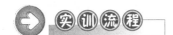
实训流程

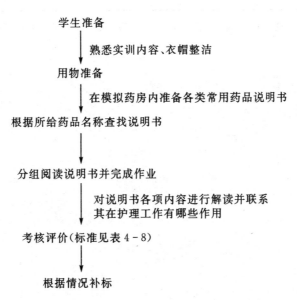

学生准备

熟悉实训内容、衣帽整洁

用物准备

在模拟药房内准备各类常用药品说明书

根据所给药品名称查找说明书

分组阅读说明书并完成作业

对说明书各项内容进行解读并联系
其在护理工作有哪些作用

考核评价(标准见表4-8)

根据情况补标

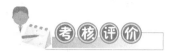考核评价

详见考核参考标准。

表4-8 药品说明书的学习参考标准

项　目	要　　求	量　分	得　分
用物准备	在模拟药房找到老师要求的10种不同药品的说明书 （缺少1种扣2分）	20	
实训操作	说明书的解读： ①正确讲出教师提问的药品说明书相应项目的含义 ②能联系护理工作解读该说明书的各项目内容 ③填写说明书，对照所抽到的药品说明书填写表4-7	60	
熟练程度	①操作时间20分钟 ②回答流利、准确	5 5	
职业规范行为	①服装、鞋帽整洁 ②仪表大方、举止端庄 ③态度认真	3 3 4	
总分		100	

注：能解读或填写适应证、用法用量、不良反应、注意事项和禁忌证、相互作用，每项3分，其余项目每项2分，错字不得分。

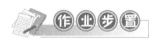作业步置

书写实训报告。

（吕　颖）

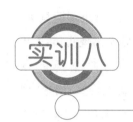

常见疾病用药护理监护
(模拟病房实践)

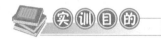

（1）熟练掌握解读医嘱和执行医嘱的能力。

（2）能进行医嘱"三查七对"和药物滴速计算的练习。

（3）能判断药物疗效的指标，监测药物不良反应并做出初步处理。

（4）给予患者用药指导及健康教育。

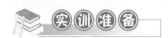

1. 学生准备

学生课前认真预习，熟悉场地和药品，分两人一组，抽签决定护士或患者，抽签选情景，3分钟准备后进行表演。

2. 环境准备

模拟病房、模拟医嘱若干、输液设备、药品托盘、治疗车等。

3. 药品准备

常见疾病药品若干。

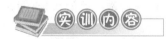

1. 临床用药护理

按照护理程序进行用药前、用药中、用药后的护理评估、检测与指导。通过护患沟通、病史询问，讨论患者存在的主要健康问题。根据病史、体征等，围绕患者的健康问题制订或选择正确的药物治疗方案。遵照医嘱用药，进行"三查七对"，制订合理的用药护理措施。观察用药过程中的不良反应并采取相应的护理措施。对患者进行用药指导并进行用药护理宣教，如心理护理、饮食护理、生活护理、药物护理等。

2. 实训内容

教师可事先准备好高血压、糖尿病、消化性溃疡、肾病综合征、支气管哮喘、荨麻疹、流产、心绞痛等疾病的用药护理案例给学生进行模拟演练。如：

（1）高血压案例：患者，女性，70岁，家庭主妇。有高血压病史5年，每出现明显头痛、头晕症状时自服硝苯地平片，症状减轻即停药。就诊的前两天与人吵架后又出现头痛，昨天开始伴有恶心、呕吐、纳差，自觉全身乏力，今天来诊。体格检查：呼吸16次/分钟，脉搏90次/分钟，体温36.6℃，血压165/100mmHg，表情烦躁，血清钾3.0mmol/L，余无特殊，门诊以"高血压病Ⅱ级、低钾血症"收入院。入院医嘱：①10％氯化钾注射液10ml加入到5％葡萄糖注射液250ml静脉滴注（不少于2小时滴完）；②硝苯地平控释片40mg，每日1次；③美托洛尔片50mg，每日2次。

（2）药疗护理任务。

①解读医嘱并配药。

②患者认为硝苯地平控释片较普通片剂价钱高，对用药有意见，护士应怎样解释？

③如何正确使用控释片？怎样计算输液速度？输液过程中患者一度诉说滴注部位疼痛，要求拔掉针头，护士应如何处理？可给予患者哪些用药指导？

④用药后因出现头痛、面红、脚肿，患者提出质疑，护士应怎样解释？

⑤治疗两周后，患者起床时出现头晕、眼花并觉疲劳，提示什么？应做哪些方面的监测。

实训方法与步骤

1.解读医嘱内容并配发药品

学生学习如何看医嘱单，能解释医嘱内容；并按"三查七对"的要求，完成配药和发药。

2.角色扮演

以上述案例为例进行角色扮演。

（1）给患者进行用药前心理护理，解释换用硝苯地平控释片的原因，指导使用控释片，计算输液速度。

（2）向患者解释滴注部位疼痛的原因并做出相应处理；说出评价药物疗效的指标，通过角色扮演，告知患者遵医行为的重要性。

（3）向患者解释药物的不良反应，进行用药后的心理护理；针对患者治疗两周后出现的症状，说出可能的原因，制订监测项目。

（4）向患者作保健教育。

其他同学认真观察。

3.学生讨论

学生分组讨论，指出用药护理的成功和不足之处，每组推出一个同学做总结发言。

4.教师考评与总结

教师评定考试成绩，对此次实训进行点评、总结。

5. 整理

实训完毕后对实训用物整理。

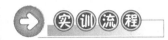

学生准备

熟悉实训内容、衣帽整洁

用物准备

详见实训准备

学生解释医嘱内容

按"三查七对"的要求,完成配药和发药

进行角色扮演

同实训过程

学生讨论,教师考核

考核评价(标准见表4-9)

教师总结、根据情况修补考核标准

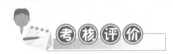

详见考核参考标准。

表4-9 常见疾病用药护理监护考核参考标准

项　目	要　求	量　分	得　分
用物准备	在模拟病房内按照病例内容选择实训药品、器材 (用物准备不齐,缺少一个扣1分)	5	
实训操作	①按医嘱配药、发药 　解读医嘱是否正确 　配药、发药是否准确 　药品的外观检查是否正确 　"三查七对"项目是否正确	20	

项　目	要　求	量　分	得　分
实训操作	②用药前护理 　用药前心理护理是否有针对性 　输液速度计算是否正确 　是否恰当地解答患者的用药疑问 ③用药时护理 　给药是否正确 　用药指导是否正确判断药物疗效指标是否正确 ④用药后护理 　是否恰当告知患者药物的不良反应 　监测不良反应的指标是否正确 　能否对用药后出现的问题作出判断并处理 　健康宣教是否正确、有针对性 ⑤实训完毕后整理	15 15 20 5	
熟练程度	①操作时间 30 分钟 ②动作轻巧、准确	5 5	
职业规范 行为	①服装、鞋帽整洁 ②仪表大方、举止端庄 ③态度严肃认真	4 3 3	
总分		100	

注:出现医嘱解读错误,配药、发药错误,出现配伍禁忌等严重情况的,均不给分,允许重新准备。

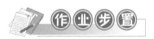

书写实训报告。

（吕　颖）

5.整理

实训完毕后对实训用物整理。

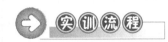

学生准备

熟悉实训内容、衣帽整洁

用物准备

详见实训准备

学生解释医嘱内容

按"三查七对"的要求,完成配药和发药

进行角色扮演

同实训过程

学生讨论,教师考核

考核评价(标准见表4-9)

教师总结、根据情况修补考核标准

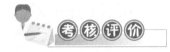

详见考核参考标准。

表4-9 常见疾病用药护理监护考核参考标准

项 目	要 求	量 分	得 分
用物准备	在模拟病房内按照病例内容选择实训药品、器材 (用物准备不齐,缺少一个扣1分)	5	
实训操作	①按医嘱配药、发药 　解读医嘱是否正确 　配药、发药是否准确 　药品的外观检查是否正确 　"三查七对"项目是否正确	20	

项 目	要 求	量 分	得 分
实训操作	②用药前护理 用药前心理护理是否有针对性 输液速度计算是否正确 是否恰当地解答患者的用药疑问	15	
	③用药时护理 给药是否正确 用药指导是否正确判断药物疗效指标是否正确	15	
	④用药后护理 是否恰当告知患者药物的不良反应 监测不良反应的指标是否正确 能否对用药后出现的问题作出判断并处理	20	
	健康宣教是否正确、有针对性		
	⑤实训完毕后整理	5	
熟练程度	①操作时间 30 分钟	5	
	②动作轻巧、准确	5	
职业规范 行为	①服装、鞋帽整洁	4	
	②仪表大方、举止端庄	3	
	③态度严肃认真	3	
总分		100	

注:出现医嘱解读错误,配药、发药错误,出现配伍禁忌等严重情况的,均不给分,允许重新准备。

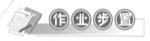

书写实训报告。

（吕　颖）